KAMAL KISHOR GUPTA
VASUNDHARA PATHANIA
SUSHANT SAINI

ÚLTIMOS NÍVEIS DE FLOURIDE NA ÍNDIA

KAMAL KISHOR GUPTA
VASUNDHARA PATHANIA
SUSHANT SAINI

ÚLTIMOS NÍVEIS DE FLOURIDE NA ÍNDIA

ScienciaScripts

Imprint

Cover image: www.ingimage.com

This book is a translation from the original published under ISBN 978-620-7-64690-6.

Publisher:
Sciencia Scripts
is a trademark of
Dodo Books Indian Ocean Ltd. and OmniScriptum S.R.L publishing group

120 High Road, East Finchley, London, N2 9ED, United Kingdom
Str. Armeneasca 28/1, office 1, Chisinau MD-2012, Republic of Moldova, Europe
Printed at: see last page
ISBN: 978-620-8-16240-5

Conteúdo

INTRODUÇÃO

A água é essencial para todas as actividades fisiológicas associadas ao homem, aos animais e ao reino vegetal. No entanto, a natureza e a qualidade das águas superficiais e subterrâneas são muito variáveis e são determinadas pela história geológica local, incluindo as rochas e os depósitos de minérios ocultos nas proximidades dos locais de obtenção da água, e outras questões, como o esforço de elementos fundamentais e contaminantes pelas águas lênticas e lóticas e pelos aquíferos alternativos.[1]

O fluoreto (F) torna-se tóxico quando se encontra na água potável para além do limite máximo permitido de 1,5 ppm.[2] No estado do Rajastão, quase todos os distritos têm F elevado (até 18,0 ppm) nas suas fontes de água potável/subterrânea.[3]

A exposição crónica a água subterrânea ou potável fluoretada cria um problema de saúde não só nos seres humanos[4] , mas também em diversas espécies de animais domésticos sob a forma de fluorose osteo-dentária.[5-6] Recentemente, foram comunicados bio-indicadores de fluorotoxicose endémica devido a águas subterrâneas fluoretadas.[7-8]

O flúor é regularmente descrito como uma "faca de dois gumes", uma vez que a ingestão deficiente está relacionada com a cárie dentária, enquanto a admissão exorbitante provoca fluorose dentária, esquelética e dos tecidos delicados, que não tem cura.[9] O flúor, sendo um componente profundamente eletronegativo, tende a ser atraído por partículas decididamente carregadas como o cálcio. Consequentemente, o impacto do flúor nos tecidos mineralizados, como os ossos e os dentes, que provocam rotações formativas, é de importância clínica essencial, uma vez que estes têm a medida mais espantosa de cálcio e, desta forma, atraem a maior quantidade de flúor, que é guardado como cristais de cálcio-fluorapatite.[10] A Índia está entre as numerosas nações do planeta; onde a água subterrânea manchada com alto teor de flúor está causando perigos para o bem-estar. As faixas rústicas de água segura para saborear na Índia dependem predominantemente de fontes de água subterrânea, que estão profundamente contaminadas com flúor.[11] A fluorose é uma doença endémica que atinge 337.690.000 pessoas que vivem em 390.000 cidades em 22 dos 32 estados da Índia. Os estados mais afectados são Andhra Pradesh, Punjab, Haryana, Rajasthan, Gujarat, Uttar Pradesh, Bihar, Tamil Nadu, Kerala, Karnataka e Maharashtra.[12] Os factores geogénicos são responsáveis por grandes quantidades de fluoreto nas águas subterrâneas da Índia. A maior centralização de fluoreto é observada nas rochas de Charnockite que se situam na parte norte (Melur) da área, o que sugere que existe um controlo litológico na apropriação de fluoretos. O pH assume um papel crucial na desintegração e drenagem de fluoreto para as águas subterrâneas.[13]

CAPÍTULO 1

HISTÓRIA DA FLUORETAÇÃO

Começou como uma observação e rapidamente tomou a forma de uma ideia. Terminou, cinco décadas mais tarde, como uma revolução científica que colocou a medicina dentária na vanguarda da medicina preventiva. Esta é a história de como a ciência dentária descobriu - e finalmente provou ao mundo - que o flúor, um mineral encontrado nas rochas e no solo, previne a cárie dentária. Embora a cárie dentária continue a ser uma preocupação de saúde pública, já não é o problema desenfreado que foi no passado, graças ao flúor.

A investigação sobre o flúor teve o seu início em 1901, quando **Frederick McKay** ficou espantado ao encontrar dezenas de nativos de Colorado Springs com grotescas manchas castanhas nos dentes, conhecidas como Colorado Brown Stain. Em 1909, **McKay**, juntamente com o **Dr. G. V. Black**, realizou um estudo que mostrou que quase 90% das crianças nascidas na cidade tinham sinais das manchas castanhas. Black investigou a fluorose durante 6 anos, até à sua morte em 1915. Durante esse período, ele e **McKay** fizeram duas descobertas cruciais. Primeiro, mostraram que o esmalte manchado (como Black se referia à condição) resultava de imperfeições no desenvolvimento dos dentes das crianças. Esta descoberta significava que os residentes da cidade cujos dentes permanentes tinham calcificado sem desenvolver as manchas não corriam o risco de ficar com os dentes castanhos; no entanto, as crianças pequenas que estavam à espera da erupção da segunda dentição corriam um risco elevado. Em segundo lugar, descobriram que os dentes afectados pela Mancha Castanha do Colorado eram surpreendente e inexplicavelmente resistentes à cárie.

McKay e **Kempf** publicaram um relatório sobre as suas descobertas que chegou à secretária do químico-chefe, H. V. Churchill, na sede da empresa na Pensilvânia, que decidiu efetuar o seu próprio teste à água em Bauxite - mas desta vez utilizando a análise fotoespectrográfica, uma tecnologia mais sofisticada do que a utilizada por **McKay. H. V.** Churchill concluiu que níveis elevados de fluoreto na água causavam a descoloração do esmalte dos dentes.

Mais tarde**, o Dr. Treadley H. Dean** começou a investigar a epidemiologia da fluorose em 1931. Uma das suas principais preocupações de investigação era determinar até que ponto os níveis de fluoreto na água potável podiam ser elevados antes de ocorrer fluorose. Para este fim, foi desenvolvido um método de última geração para medir os níveis de flúor na água com uma precisão de 0,1 partes por milhão (ppm). Dean e a sua equipa percorreram o país para comparar os níveis de fluoreto na água potável. No final da década de 1930, ele e a sua equipa tinham feito uma descoberta crucial. Nomeadamente, os níveis de fluoreto até 1,0 ppm na água potável não causavam fluorose do esmalte na maioria das pessoas e apenas uma ligeira fluorose do esmalte numa pequena percentagem de pessoas.

Dean questionou-se se a adição de flúor à água potável em níveis física e cosmeticamente seguros ajudaria a combater a cárie dentária. A Comissão Municipal de Grand Rapids, Michigan - após numerosas discussões com investigadores do PHS, do Departamento de Saúde do Michigan e de outras organizações de saúde pública - votou a favor da adição de flúor ao seu abastecimento público de água no ano seguinte. Em 1945, Grand Rapids tornou-se a primeira cidade do mundo a fluoretar a sua água potável.

Durante o projeto de 15 anos, os investigadores monitorizaram a taxa de cáries dentárias entre quase 30.000 crianças em idade escolar de Grand Rapids. Após apenas 11 anos, Dean concluiu que a taxa de cáries entre as crianças de Grand Rapids nascidas após a adição de flúor ao abastecimento de água caiu mais de 60%. Esta descoberta, tendo em conta os milhares de participantes no estudo, representou um enorme avanço científico que prometia revolucionar os cuidados dentários, tornando a cárie dentária, pela primeira vez na história, uma doença evitável para a maioria das pessoas.

A partir de 2012, 25 países têm fluoretação artificial da água em graus variados, 11 dos quais têm mais de 50% da sua população a beber água fluoretada. Outros 28 países têm água naturalmente fluoretada, embora em muitos deles o flúor esteja acima do nível de segurança recomendado. Em 2012, cerca de 435 milhões de pessoas em todo o mundo (cerca de 5,4% da população mundial) recebiam água fluoretada ao nível recomendado, quase metade das quais viviam nos Estados Unidos.[14]

Flúor:

Perfil químico O flúor (F2) é um membro do grupo dos halogéneos na tabela periódica. É um gás de natureza corrosiva e tem uma cor caraterística amarelo-esverdeada pálida. Tem uma elevada reatividade e eletronegatividade. O fluoreto é obtido como uma forma reduzida do flúor, que é um ião monovalente com uma carga de 1, tal como os outros halogenetos. Possui propriedades distintas na forma composta em comparação com outros halogenetos. Assemelha-se aos iões hidróxido tanto do ponto de vista estrutural como químico.

Tanto o ião fluoreto (F-) como o ião bi-fluoreto (HF2 -) são obtidos como resultado de uma solução de fluoreto inorgânico em água. Alguns fluoretos inorgânicos são solúveis em água sem hidrólise insignificante. Devido à menor relação raio/carga do fluoreto, este tem um elevado efeito de solvatação e, também em comparação com o cloreto e outros halogenetos, o fluoreto difere consideravelmente em termos de reatividade. O flúor nu refere-se a iões de flúor que são quase relativamente pouco solvatados e se comportam como uma base sólida de Lewis. Para a deteção do fluoreto e do seu composto F-19, é utilizada a espetroscopia de ressonância magnética nuclear (RMN 19F).

CAPÍTULO 2

FONTES DE FLUORETO

Os recursos naturais e os poluentes industriais gerados pelo fabrico são as principais fontes de fluoreto excessivo no ambiente. O flúor é naturalmente adicionado às águas subterrâneas e superficiais pelas rochas naturais ricas em flúor e pelo solo com que a água interage. Devido à deterioração ou lixiviação das rochas portadoras de flúor durante a percolação da água na terra, as águas subterrâneas tornam-se mais contaminadas do que as águas superficiais. A taxa de evaporação, o tempo de permanência da água nas zonas aquíferas e a irrigação intensa e prolongada são variáveis que influenciam a quantidade de flúor adicionada à água subterrânea.

Vias de absorção de fluoreto

A água, os medicamentos, os alimentos, o ar e os produtos cosméticos são fontes vulneráveis de absorção de fluoreto. A água e outras fontes alimentares são as fontes mais comuns de ingestão de fluoreto.

Água

O flúor encontra-se na água sob a forma de ião fluoreto e tem uma concentração de cerca de 625 mg kg-1 na crosta terrestre. A fluorose nos seres humanos é induzida principalmente pelo consumo de água fluoretada. O flúor pode ser encontrado em várias concentrações em fontes de água naturais. As propriedades geológicas, químicas e físicas dos aquíferos, a acidez e a porosidade do solo e das rochas, a temperatura das áreas correspondentes, a profundidade dos poços e o impacto de outros produtos químicos influenciam a concentração de fluoreto nas águas subterrâneas. A concentração de fluoreto presente na água potável é mínima, enquanto na água do mar é de aproximadamente 1,3 partes por milhão (ppm). A gama de fluoreto no abastecimento de água doce varia geralmente entre 0,01-0,3 ppm, enquanto que no oceano está na gama de 1,2-1,5 ppm. A solubilidade do fluoreto na água limita a sua concentração a 3,1 mg L-l na presença de cálcio, que tem uma concentração de 40 ppm. Se o cálcio não estiver presente na solução, então a sua concentração mais elevada também é estável. Assim, espera-se que as águas subterrâneas em regiões com minerais contendo flúor e aquíferos pobres em cálcio tenham uma maior concentração de flúor. Espera-se também que a concentração de fluoreto aumente nas águas subterrâneas onde ocorre a troca catiónica de sódio por cálcio. No terreno, as faixas ricas em flúor estendem-se da Síria à Líbia, Egito, Jordânia e Quénia, e da Turquia à China, Norte da Tailândia e Índia.

Alimentos e bebidas

O flúor encontra-se em quase todos os alimentos em pequenas quantidades. A quantidade de flúor nos alimentos é determinada pelo solo, pela água e pelos fertilizantes utilizados na irrigação e na agricultura. Em comparação com a água e o solo, o efeito do flúor que entra no corpo através dos alimentos e bebidas é menor. Vários alimentos como o trigo, couves, chá, cenouras, espinafres e algumas bebidas contêm flúor, que entra no corpo humano. O flúor presente nestes produtos deve-se muito provavelmente à utilização de água fluoretada do solo ou de fertilizantes para a produção de alimentos e bebidas. As plantas de chá absorvem um elevado teor de flúor, sendo que 97% deste se acumula nas suas folhas. As folhas de chá têm uma concentração de flúor de cerca de 97% do flúor solúvel no solo, e também têm 2 vezes a quantidade total de flúor no solo. O teor de flúor no chá instantâneo de concentração regular em água destilada é de 3,3 ppm, o que causa fluorose dentária. As crianças tibetanas apresentam fluorose dentária como resultado do consumo de chá de tijolo, que tem um elevado teor de flúor de 493,2-1000 mg kg-1 em comparação com o chá preto (23,6-52,1 mg kg-1) e o chá verde (232-240 mg kg-l).27 A concentração de flúor nas bebidas de chá da Índia, Tibete e China varia entre 1,55-3,21 ppm, 2,59-1,73 ppm e 1,60-7,34 ppm, respetivamente.

Drogas

A utilização prolongada de alguns medicamentos, como a aspirina, tem sido associada à toxicidade do flúor. O fluoreto de sódio é usado para curar a osteoporose, o ácido húmico é usado para tratar a artrite reumatoide e um enxaguatório bucal à base de fluoreto é usado para prevenir cáries. Os suplementos de flúor que contêm flúor inorgânico na água potável, os comprimidos e outros medicamentos previnem a cárie dentária. O medicamento anti-inflamatório ácido húmico é utilizado para tratar a artrite reumatoide. O fluoreto de sódio é um sal de flúor utilizado em colutórios para prevenir cáries na boca.

Ar

Os fluoretos estão amplamente distribuídos na atmosfera devido ao fabrico industrial de adubos fosfatados, ao fabrico de alumínio, às cinzas de carvão provenientes da combustão do carvão e à atividade vulcânica. No entanto, a exposição ao ar representa apenas uma pequena parte da exposição global aos fluoretos. Em comparação com as regiões não industriais, a exposição ao flúor no ar é mais elevada nas zonas industriais. Em partes de Marrocos e da China, existe uma grande quantidade de fluoreto no ar. Em determinadas regiões chinesas, a queima em interiores de carvão com elevado teor de flúor para cozinhar produz até 46 g cm-3 de fluoretos no ar. A fluorose afecta dez milhões de pessoas na China devido à queima de carvão com elevado teor de fluoreto.

Cosmética

Os fluoretos estão presentes em produtos de uso diário, como elixires, pastas de dentes e cosméticos. No fabrico destes produtos são utilizadas matérias-primas como o carbonato de cálcio, o talco e o giz, aumentando os níveis de fluoreto entre 800 e 1000 ppm. Nas marcas fluoretadas, o flúor é adicionado na faixa de 1000 a 4000 ppm. Vários produtos que contêm fluoretos são utilizados para minimizar a cárie dentária nas crianças. Entre eles, estão os cremes dentais com 1,0 a 1,5 g kg-1 de flúor, as soluções fluoretadas e os géis fluoretados, que correspondem ao tratamento tópico entre 0,25 e 24,0 *g* kg-1 de flúor, e as pastilhas fluoretadas com cerca de 0,25, 0,50 e 1,0 mg de flúor por pastilha, responsáveis pelo contato direto das crianças com o flúor. Estimou-se que a pasta de dentes engolida por algumas crianças tinha cerca de 0,50 ou 0,75 mg de flúor por dia numa criança.

Solo

Os níveis de fluoreto no solo variam normalmente entre 200 e 300 partes por milhão. O flúor não é facilmente lixiviado dos solos porque é mantido no solo através de interações sólidas com os vários componentes presentes no solo. A quantidade de fluoreto no solo aumenta com a profundidade, sendo que apenas 5% a 10% do fluoreto total no solo é solúvel em água. A forma química, a taxa de deposição, a química do solo e a temperatura influenciam o destino dos fluoretos inorgânicos descarregados no solo, sendo que a maioria dos fluoretos em solos ácidos com pH < 6 estão presentes em complexos relacionados com o alumínio ou o ferro ou na deslocação do hidróxido com a superfície da argila, o fluoreto liga-se a esta. O pH e a concentração de fluoreto têm um impacto significativo na adsorção de fluoreto, que é mais notável entre pH 3 e 4 e diminui a pH 6,5.36 A presença de C1-, SO2 4-, F- e NO3 - nas águas subterrâneas é causada pela aplicação de fertilizantes sob irrigação intensa. As águas subterrâneas dos campos e solos irrigados têm uma maior concentração de fluoreto devido à alcalinização.

Humanos

De acordo com a investigação de **Watanabe et al.**[15] , o fluoreto e o ácido fluorídrico são absorvidos através da pele nos seres humanos e nos animais. O flúor é absorvido e rapidamente transportado por todo o corpo através do sangue, sendo que aproximadamente 99% do flúor acaba nos ossos e nos dentes. O flúor é absorvido pelo estômago através de um processo de difusão inerte, que é inversamente proporcional ao pH40 , mas é rapidamente absorvido pelo intestino delgado após o esvaziamento gástrico. A absorção de fluoreto é reduzida com a disponibilidade de uma dieta rica em cálcio e o contacto com CaCO3. Nos tecidos do so, não há acumulação de fluoreto, embora o fluoreto de hidrogénio possa penetrar no fluido intracelular dos tecidos do so. A concentração de fluoreto nos tecidos do solo reflecte a concentração de fluoreto no sangue. Está altamente concentrado nos túbulos renais, com uma concentração superior à do plasma. Devido ao seu maior contacto com o fluoreto, o rim pode ser um possível local e alvo de danos crónicos causados pelo fluoreto. A placenta pode regular a transferência de flúor do sangue materno para o sangue fetal em humanos, enquanto o flúor é transferido apenas fracamente do plasma para o leite. Foi demonstrado que o leite humano tem níveis de fluoreto entre 5 e 10 g L-l. A saliva excreta cerca de 1% do flúor ingerido ou menos, sendo que as concentrações de flúor na saliva parecem refletir os níveis de flúor no plasma. De acordo com **Henschler et al.**[16] , foram encontradas quantidades baixas de fluoreto no suor, que eram cerca de 20% dos níveis plasmáticos. A excreção de fluoreto pelos rins é responsável por 35% a 70% do fluoreto consumido em adultos. Consequentemente, indicadores de exposição aguda ao flúor podem ser observados na urina, plasma e saliva. As concentrações de flúor na água potável e o nível de flúor no recorte de uma unha estão diretamente relacionados, como demonstrado por estudos em crianças húngaras e brasileiras, que sugeriram que os níveis de flúor nas unhas são um biomarcador fiável do contacto direto com o flúor, não sendo por isso bem consistentes para o plasma ou osso. No entanto, o nível de flúor nas unhas reflecte o seu consumo três a seis meses antes. Os adultos que vivem em regiões com 1,0 mg L-l de fluoreto na água têm uma ingestão alimentar média de 0,02-0,048 mg por kg por dia, enquanto os que vivem em locais com menos de 0,3 ppm de fluoreto na água têm uma ingestão alimentar média entre 0,004 e 0,014 mg por kg por dia. Nas regiões com água fluoretada, a ingestão alimentar das crianças varia entre 0,03 e 0,06 mg por kg por dia, ao passo que nas zonas sem água fluoretada é de 0,01 a 0,04 mg por kg por dia. Os bebés alimentados a biberão com fórmula de leite reconstituído com água fluoretada consomem entre 0,12 e 0,18 mg por kg por dia. A ingestão total de flúor para bebés com um peso médio de 8,1 kg aos seis meses situa-se entre 1,0 e 1,5 mg por dia, o que corresponde a uma dose de adulto. Nos seres humanos, **Li et al.**[17] propuseram o nível mais baixo de efeitos adversos observados (LOAEL) de 0,25 mg de fluoreto por kg por dia e o limite de efeitos adversos não observados (NOAEL) de 0,15 mg de fluoreto.

Outras fontes

As fontes de fluoreto no ambiente incluem instalações industriais, fundições de alumínio que produzem tijolos de vidro, ácido fluorídrico, fábricas de azulejos e de fertilizantes fosfatados, fábricas de plásticos, tinturaria têxtil e indústrias que consomem carvão não coqueificável com elevado teor de enxofre para produção de energia térmica. Atualmente, as empresas de alta tecnologia que desenvolvem semicondutores e circuitos integrados produzem uma quantidade significativa de águas residuais industriais contendo fluoreto. Os cigarros, que contêm uma média de 236 ppm de fluoreto, desempenham um papel significativo no consumo humano de fluoreto. Os utensílios de cozinha revestidos a teflon podem aumentar potencialmente a absorção de fluoreto pelos seres humanos. As concentrações de flúor nos utensílios de cozinha revestidos com teflon atingem quase 3 ppm, ao passo que são mais baixas nos utensílios de cozinha de alumínio. Além disso, as concentrações de flúor são elevadas nos utensílios de aço inoxidável e Pyrex, embora em menor grau. Em quantidades normais e elevadas, o flúor na água pode provocar a lixiviação do alumínio dos utensílios de cozinha e do cobre das tubagens.[18]

CAPÍTULO 3

DISTRIBUIÇÃO DE FLUORETO NA ÁGUA

A água é um recurso natural essencial para a manutenção da vida e é uma das dádivas mais valiosas da natureza. Outrora vista como um recurso infinito e abundante, hoje em dia a água define frequentemente os limites do desenvolvimento humano, social e económico de uma região. A principal fonte de água doce para sustentar a vida na Terra é a água subterrânea. Infelizmente, as águas subterrâneas estão a ser cada vez mais esgotadas para irrigação de culturas, para fins industriais ou outros, ou estão a ser contaminadas por vários poluentes. A presença de fluoreto como contaminante das águas subterrâneas tornou-se um problema mundial, uma vez que é comum encontrá-lo nas fontes de água subterrânea. O problema do elevado teor de fluoreto nos recursos hídricos subterrâneos é importante, devido a preocupações toxicológicas e geoambientais. A principal fonte de flúor nas águas subterrâneas são os minerais com flúor que existem nas rochas e nos solos. Os processos de meteorização e de lixiviação aquosa que ocorrem nos solos desempenham um papel importante na determinação das quantidades de fluoreto que chegam às águas subterrâneas. Os vários factores que determinam a libertação de fluoreto para a água a partir de minerais contendo fluoreto são **(i)** a composição química da água, **(ii)** a presença e acessibilidade dos minerais de fluoreto à água e **(iii)** o tempo de contacto entre o mineral de origem e a água. A qualidade geral da água (por exemplo, pH, dureza e força iónica) também desempenha um papel importante ao influenciar a solubilidade dos minerais, a complexação e as reacções de sorção/troca.

$$CaF2 + 2NaHCO3 = CaCO3 + 2Na+ + 2F- + H2O + CO2$$

A equação acima mostra claramente os processos que podem controlar as relações negativas (entre fluoreto e cálcio) e positivas (entre fluoreto e bicarbonato) quando ambos estão em contacto um com o outro. As amostras de água em que os níveis de fluoreto excedem 5 mg/l estão sobre-saturadas em relação à fluorite. Quando a fluorite atinge o equilíbrio, a calcite é removida por precipitação, o que permite que a concentração de fluoreto aumente. Nas águas subterrâneas, a concentração natural de fluoreto depende das caraterísticas geológicas, químicas e físicas dos aquíferos, da porosidade e da acidez dos solos e das rochas, da temperatura, da ação de outros elementos químicos e da profundidade dos poços. Na água natural, o fluoreto forma fortes complexos com o Al e, por conseguinte, a química do flúor é largamente regulada pela concentração de Al e pelo nível de pH. Abaixo do pH 5, o fluoreto complexa-se quase inteiramente com o Al, predominantemente com o complexo AlF2 +, e consequentemente a concentração de fluoreto livre é reduzida a níveis baixos. À medida que o pH aumenta, os complexos Al-OH dominam sobre os complexos Al-F, e o nível de fluoreto livre aumenta. O flúor ocorre em algum nível em quase todas as águas subterrâneas, mas a concentração encontrada na maioria das águas potáveis é inferior a 1 mg/l. Tem sido postulado que os minerais que contêm flúor são normalmente pouco solúveis em água, com exceção da viliaumite, e que estes minerais libertam flúor para a água lentamente. A taxa de dissolução da fluorite pode ser mais rápida em águas contendo bicarbonato de sódio, e a libertação de fluoreto dos minerais argilosos depende fortemente do nível de pH. A concentração máxima de fluoreto nas águas subterrâneas é normalmente controlada pela solubilidade da fluorite. Uma vez atingido o limite de solubilidade da fluorite (CaF_2), existirá uma relação inversa entre as concentrações de fluoreto e de cálcio. Estudos anteriores revelaram que existe uma estreita associação entre um elevado teor de fluoreto e águas subterrâneas macias e alcalinas (i.e., bicarbonato de sódio) que estão empobrecidas em cálcio. As rochas ígneas que se formaram a partir de magmas altamente evoluídos são uma fonte rica de minerais contendo flúor. A composição do plagioclásio das rochas ígneas é tipicamente rica em albite, o membro final rico em sódio. Como resultado, a água subterrânea em contacto com estas rochas é frequentemente macia e deficiente em cálcio, o que permite concentrações mais elevadas de flúor quando se atinge o equilíbrio com a fluorite.

Distribuição de fluoreto no solo

Enquanto o teor de flúor da maioria das rochas varia entre 100 e 1.300 mg/kg, as concentrações no solo variam tipicamente entre 20 e 500 mg/kg.12 No entanto, podem ocorrer concentrações muito mais elevadas (1.000 g/kg) em solos derivados de rochas com elevados teores de flúor ou em solos afectados por factores antropogénicos, como os fertilizantes fosfatados. A maior parte do flúor encontrado nos solos ocorre dentro de minerais ou é adsorvido a argilas e oxi-hidróxidos, com apenas alguns por cento ou menos dissolvidos na solução do solo. A mobilidade do flúor no solo é altamente dependente da capacidade de sorção do solo, que varia com o pH, os tipos de adsorventes presentes e a salinidade do solo. Embora existam fundições de alumínio e, por conseguinte, emissões de fluoreto, nas regiões temperadas, há falta de estudos sobre os efeitos da adição de fluoreto na química dos solos temperados. Além disso, os estudos publicados referem-se a solos florestais, enquanto o comportamento de solos geridos nestas circunstâncias não foi investigado. No entanto, em solos altamente poluídos com F, à medida que o solo se torna mais ácido ou alcalino, o risco de concentrações zootóxicas de F nos rebentos das plantas aumentaria. O Complexo de Fundição de Alumínio-Refinaria de Alumina **de San Cipri'** an, localizado na costa norte da Galiza, no noroeste de Espanha, emite fluoreto para a atmosfera desde 1978, resultando em concentrações acrescidas de flúor nos solos e na vegetação nas imediações, e afirmaram que os solos nas imediações da fundição têm uma elevada capacidade de absorção de fluoreto. A absorção de fluoreto pode provocar alterações na composição do solo. A compreensão dessas alterações é relevante para a gestão dos solos próximos da fundição.[19]

CAPÍTULO 4

OS MECANISMOS CARIOSTÁTICOS DO FLÚOR

A utilização de flúor em medicina dentária é uma das medidas preventivas de saúde mais bem sucedidas na história dos cuidados dentários. No entanto, o mecanismo de ação do flúor ainda não é claramente compreendido. O efeito cariostático do flúor foi descoberto pela primeira vez em relação ao teor natural de flúor da água potável. Mais tarde, a suplementação dos abastecimentos públicos de água com níveis controlados de flúor foi a primeira abordagem, envolvendo a utilização de flúor para o controlo das cáries.

Em meados do século passado, acreditava-se geralmente que o flúor tinha de ser incorporado no esmalte dentário durante o desenvolvimento. Isto levaria à formação de esmalte com solubilidade reduzida. Isto é normalmente referido como o efeito cariostático sistémico do flúor. Muitos ensaios clínicos foram concebidos para provar o modo de ação sistémico. Além disso, análises laboratoriais revelaram que a concentração de flúor no esmalte superficial era maior nos dentes que se desenvolveram sob a influência da fluoretação da água. Surgiu uma hipótese que sugeria que o flúor ajudava a tornar o cristal do esmalte "mais perfeito" e, por conseguinte, menos solúvel em ácido. **Le Geros et al.**[20] efectuaram uma investigação físico-química do esmalte de dentes decíduos. Verificaram que o esmalte de crianças que tinham sido sujeitas a fluoretação pré-natal apresentava padrões mais homogéneos e menos extensos de ataque ácido, populações de cristais mais densas em regiões intra-prismáticas, dimensões de prisma maiores, maior densidade mineral total, um grau mais elevado de cristalinidade, dimensões do eixo a mais pequenas, mais fluoreto e menos conteúdo de carbonato.

No entanto, os estudos in vitro revelaram que a redução da solubilidade do esmalte pela incorporação pré-eruptiva de flúor é menor e, por conseguinte, é improvável que o flúor incorporado no esmalte desempenhe um papel importante na redução da cárie observada. Além disso, em alguns estudos não foi possível estabelecer uma correlação significativa entre a experiência de cárie dentária e a concentração de flúor no esmalte. O efeito tópico do flúor foi demonstrado por **Bibby et al.**[21] que compararam a eficácia na prevenção de cáries de pastilhas de flúor, destinadas a serem chupadas, com comprimidos revestidos de flúor destinados a serem engolidos num grupo de crianças de 5 a 14 anos de idade. No grupo que utilizou pastilhas, desenvolveram-se menos lesões de cárie em comparação com o grupo que utilizou comprimidos. Concluíram que a redução da cárie resultou da ação do flúor na superfície externa dos dentes, uma vez que as pastilhas estavam muito mais em contacto com os dentes do que os comprimidos que eram engolidos. Este estudo forneceu provas claras de que o mecanismo de ação do flúor é sobretudo pós-eruptivo. Mais tarde, foram introduzidos agentes fluoretados tópicos para fornecer flúor a indivíduos em áreas não fluoretadas. Num grande número de estudos, os fluoretos tópicos demonstraram ser eficazes na prevenção da cárie. Na década de 1980, foi estabelecido o conceito de que o flúor controla o desenvolvimento da lesão de cárie, principalmente através do seu efeito tópico nos processos de remineralização que ocorrem na interface entre a superfície do dente e os fluidos orais. Este conceito foi estabelecido após estudos in situ muito elegantes descritos por **Ogaard et al.**[22] Colocaram esmalte humano e de tubarão (composto quase de fluorapatite pura) num aparelho amovível e cobriram-nos com bandas ortodônticas para permitir a acumulação de placa. Análises micro radiográficas revelaram que lesões cariosas foram formadas em ambos os substratos. No entanto, a suplementação com flúor, sob a forma de bochechos, inibiu o desenvolvimento de lesões. Esta observação indicou que o fluoreto estruturalmente ligado não é muito eficaz na inibição da desmineralização, enquanto o fluoreto em solução (solução de NaF) conduz a um elevado grau de proteção. Além disso, um estudo aleatório, duplamente cego e longitudinal, que testou a eficácia da prevenção de cáries da suplementação pré-natal com flúor em crianças até aos 5 anos de idade, não conseguiu apoiar a hipótese de que o flúor pré-natal tem um forte efeito preventivo das cáries.

Quando o flúor foi introduzido pela primeira vez na prevenção da cárie, a fluoretação da água foi seguida por um declínio da cárie, enquanto as interrupções na fluoretação foram seguidas por um aumento dos níveis de cárie. No entanto, as últimas décadas mostraram uma diminuição significativa das cáries, apesar do facto de a fluoretação da água ter sido deficiente. Os autores propuseram que uma das razões poderia ser a disponibilidade de outros produtos contendo flúor, por exemplo, dentifrícios fluoretados. Os resultados de estudos epidemiológicos e laboratoriais mais recentes podem ser resumidos pela afirmação de que a aplicação pós-eruptiva (tópica) de flúor desempenha o papel dominante na prevenção da cárie. No entanto, este conceito não invalida os métodos "sistémicos" de fluoretação. Os estudos recentes mostraram um efeito pré-eruptivo benéfico do flúor da água no controlo das cáries. O uso de água fluoretada somente até a erupção tem um efeito maior do que o uso somente entre a erupção e os 15 anos de idade em todas as categorias de superfícies do primeiro molar, especialmente nas superfícies de fossas e fissuras. O presente artigo discute o conceito atual dos mecanismos do efeito cariostático do flúor, cuja compreensão é necessária para a promoção do controlo da cárie.

CAPÍTULO 5

A COMPOSIÇÃO DO ESMALTE E DA DENTINA

O tecido duro dentário é constituído por materiais inorgânicos e orgânicos em diferentes quantidades. O esmalte altamente calcificado tem aproximadamente 85% de minerais em volume, 3% de material orgânico e 12% de água em volume. Histologicamente, o esmalte é composto pelos chamados prismas ou bastonetes, sendo cada um deles composto por aglomerados de pequenos cristalitos. Os espaços entre os prismas e os cristalitos estão preenchidos com água e material orgânico (proteínas e lípidos), e formam as vias de difusão para ácidos, componentes minerais e iões fluoreto. A fase sólida do esmalte consiste principalmente em fosfato de cálcio cristalizado, que persiste em diferentes formas (principalmente como hidroxiapatite e algumas formas menos estáveis, como o fosfato dicálcico di-hidratado (DCPD), a brushite ou o fosfato octa-cálcico (OCP). O componente mineral do esmalte dentário humano é basicamente uma hidroxiapatite carbonatada com défice de cálcio. A hidroxiapatite de cálcio carbonatada é mais solúvel do que a hidroxiapatite de cálcio, particularmente em meios ácidos. A hidroxiapatite pura $Ca_{10}(PO_4)_6(OH)_2$ permite a incorporação de muitos iões que se encaixam na estrutura cristalina e afectam a sua solubilidade. A substituição no cristal de hidroxiapatite ocorre durante o desenvolvimento com carbonato, magnésio, fluoreto, etc. O flúor melhora a qualidade dos tecidos dentários mineralizados em geral, reduzindo as quantidades relativas de apatite carbonatada.

A reação entre a hidroxiapatite e baixas concentrações de fluoreto foi postulada como sendo uma troca iónica, na qual o fluoreto substitui e assume as posições dos iões hidroxilo na estrutura da rede cristalina. A substituição dos grupos hidroxilo por iões fluoreto mais pequenos deve resultar numa estrutura apatitada mais estável. Se o ião OH- na hidroxiapatite pura for completamente substituído por um ião fluoreto (F-), o mineral resultante é a fluorapatite $Ca_{10}(PO_4)_6F_2$. No entanto, a fluorapatite pura praticamente nunca pode ser encontrada. Apenas 10% dos grupos hidroxilo podem ser substituídos por fluoreto na superfície do esmalte. A principal fase mineral da dentina permanente é também a hidroxiapatite. A dentina contém (em volume) 47% de apatite, 33% de componentes orgânicos e 20% de água.

Os cristalitos têm dimensões muito mais pequenas do que as encontradas no esmalte, o que torna a dentina mais suscetível ao ataque de cáries do que o esmalte. Os cristalitos mais pequenos dissolvem-se mais rapidamente quando colocados numa solução pouco saturada. A matriz orgânica é composta principalmente por colagénio. Forma a espinha dorsal da dentina e serve de modelo para a deposição de cristalitos de apatite dentro da hélice de colagénio.

A cárie dentária é um processo bioquímico caracterizado inicialmente pela dissolução do mineral, que por sua vez expõe a matriz orgânica à degradação por enzimas derivadas de bactérias, bem como por enzimas derivadas do hospedeiro (por exemplo, metaloproteinase) presentes na dentina e na saliva.

CAPÍTULO 6

DESENVOLVIMENTO DE CÁRIES

Há mais de 100 anos, a cárie dentária foi descrita como uma destruição localizada e progressiva do dente, iniciada pela dissolução ácida da superfície externa do dente. Na presença de hidratos de carbono fermentáveis, os ácidos orgânicos são produzidos pelos microrganismos da placa bacteriana, que colonizam a superfície do dente. Os ácidos (ou seja, lático, pirúvico, acético, propiónico, butírico) podem dissolver o mineral fosfato de cálcio do esmalte ou da dentina (desmineralização). Este conceito evoluiu como a base para o nosso conhecimento atual da etiologia da cárie.

A cárie dentária é o resultado líquido de ciclos consecutivos de desmineralização e remineralização dos tecidos dentários na interface entre o biofilme (placa bacteriana) e a superfície do dente, sendo a desmineralização causada pela produção de ácidos pelas bactérias orais após o consumo de açúcar. Os ácidos difundem-se através da placa para os poros da superfície do esmalte sólido, libertando iões de hidrogénio, que podem dissolver o esmalte subjacente. Os iões minerais dissolvidos, cálcio e fosfato, voltam a difundir-se na camada superficial e induzem a precipitação das fases minerais nesta região. Ao mesmo tempo, alguns dos iões minerais dissolvidos irão difundir-se da superfície do esmalte para o ambiente oral. Sabe-se que as lesões incipientes ou pequenas lesões cariosas **"lesões de manchas brancas"** no esmalte humano consistem numa área subsuperficial de desmineralização com uma zona superficial sobrejacente, aparentemente intacta. Considera-se que a camada superficial do esmalte é o resultado da reprecipitação de minerais (remineralização) dissolvidos a partir da subsuperfície. A lixiviação de cálcio e fosfato do esmalte pode causar o colapso da estrutura dentária e a formação de uma cavidade. A desmineralização e a remineralização podem ser consideradas um processo dinâmico, caracterizado pelo fluxo de cálcio e fosfato para fora e para dentro do esmalte. A saliva desempenha um papel importante, incluindo o tamponamento (neutralização) do ácido e o fornecimento de minerais que substituem os dissolvidos do dente durante o desafio da desmineralização. A superfície do esmalte está em constante contacto com a saliva, que se considera estar saturada com determinados sais de fosfato de cálcio, mantendo assim a integridade da superfície do esmalte. Verificou-se que, dentro dos limites do pH fisiológico, o conteúdo salivar de cálcio e fosfato inorgânico era suficiente para supersaturar a saliva em relação à hidroxiapatite. Os factores de proteção, que incluem o cálcio salivar, o fosfato e as proteínas, o fluxo salivar e o flúor na saliva, podem equilibrar, prevenir ou reverter a cárie dentária.

Quando um biofilme cobre a superfície do esmalte, reduz o acesso da saliva ao dente. A fase fluida relevante neste caso é o fluido do biofilme, que, em condições de repouso, também está supersaturado em relação ao esmalte. Isto favoreceria a remineralização do esmalte previamente desmineralizado ou promoveria a formação de cálculo supragengival. No entanto, quando os fluidos orais se tornam insaturados em relação às apatitas, por exemplo, devido a uma queda do pH, pode ocorrer uma alteração na composição da apatite. No intervalo de pH inferior a cerca de 5,5, os fluidos orais são insaturados relativamente à hidroxiapatite, que, por conseguinte, pode dissolver-se.

As baixas concentrações de flúor prevalecentes nos fluidos orais em condições fisiológicas assegurarão uma supersaturação simultânea em relação à fluorapatite, teoricamente na gama de pH de cerca de 5,5-4,5, de modo que a dissolução da hidroxiapatite compete com a formação simultânea de fluorapatite ou fluoro hidroxiapatite mista. Consequentemente, a hidroxiapatite dissolve-se da subsuperfície e a fluoro hidroxiapatite forma-se nas camadas superficiais.

Inibição da desmineralização

As concentrações mais elevadas de flúor no esmalte encontram-se na superfície. São normalmente cerca de 1.000-2.000 ppm em áreas não fluoretadas e 3.000 em áreas fluoretadas. O esmalte subsuperficial contém geralmente fluoreto a níveis de cerca de 20-100 ppm, dependendo da ingestão de fluoreto durante o desenvolvimento do dente. Esses níveis estão muito abaixo daqueles capazes de conferir redução expressiva na solubilidade da hidroxiapatita.

Com base nos dados de solubilidade, a constante do produto de solubilidade termodinâmica (Ksp) da fluorapatite é apenas ligeiramente inferior à da hidroxiapatite. As concentrações de flúor encontradas no esmalte de tubarão são muitas vezes superiores às tipicamente encontradas no esmalte humano, mas mesmo assim não foram capazes de inibir completamente a desmineralização. Por outro lado, foi observado que baixas concentrações (até 1 ppm) de flúor numa solução podem reduzir e até inibir a desmineralização do esmalte. Foi demonstrado que a inibição da desmineralização é uma função logarítmica da concentração de flúor numa solução.

Estes resultados indicam que, se o flúor estiver presente na solução que envolve os cristais (fluido do esmalte), é fortemente adsorvido à superfície dos cristais de apatite carbonatada, actuando como um potente mecanismo de proteção contra a dissolução ácida da superfície do cristal.

Quando toda a superfície do cristal é coberta por fluoreto adsorvido (FA), este não se dissolve aquando de uma queda do pH causada por ácidos derivados de bactérias. **Crommelin et al.**[23] observaram que a hidroxiapatite revestida com fluorapatite se dissolvia em grande parte da mesma forma que a fluorapatite, embora a hidroxiapatite numa mistura de hidroxiapatite e fluorapatite se dissolvesse da mesma forma que a hidroxiapatite. Por conseguinte, pode obter-se uma proteção significativa se todos os cristais ao longo da via de difusão dos iões ácidos forem revestidos com fluorapatite.

Por outro lado, quando o revestimento de FA é parcial, as partes não revestidas do cristal sofrerão dissolução. **Ten Cate** e **Duijsters**[24] mostraram que a quantidade de perda mineral durante a desmineralização é uma função do pH e da concentração de fluoreto. Quando a concentração de fluoreto na solução é elevada, a fluorapatite aumenta correspondentemente e parece ser suficiente para impedir o desenvolvimento de uma lesão de cárie. Embora o fluoreto adsorvido à superfície do cristal proteja efetivamente o cristal da dissolução, o fluoreto presente na solução (fluido do esmalte) é igualmente importante, uma vez que quanto maior for a concentração de fluoreto no fluido do esmalte (FL), maior será a probabilidade de este adsorver e proteger o cristal. Assim, para interferir na dinâmica de formação da cárie dentária, o flúor deve estar constantemente presente no meio bucal. A desmineralização do esmalte é inibida por concentrações de flúor na faixa de sub-ppm. As aplicações frequentes de baixo nível de flúor são mais eficazes do que as aplicações de doses elevadas algumas vezes por ano, porque a FL e, por conseguinte, a FA são mantidas elevadas com aplicações frequentes.

Reforço da remineralização

Os ácidos produzidos pelas bactérias da placa bacteriana difundem-se através da placa para o esmalte e dissolvem os minerais (cálcio, fosfato e flúor) onde quer que exista um local suscetível. Se os minerais se difundirem para fora do dente e para o ambiente oral, ocorre a desmineralização. Se este processo for invertido, o mineral é reabsorvido no dente e os cristais danificados são reconstruídos, ocorrendo então a remineralização.

O papel do flúor no processo de remineralização foi considerado bastante complexo.

O flúor actua inibindo a perda de minerais na superfície do cristal e melhorando a reconstrução ou remineralização do cálcio e do fosfato numa forma mais resistente ao ataque ácido subsequente. Há mais de 30 anos, **Brown et al.**[25] previram que baixas concentrações de fluoreto aumentariam a remineralização. Vestígios de fluoreto numa solução durante a dissolução da hidroxiapatite tornarão a solução altamente supersaturada no que diz respeito à fluoro hidroxiapatite. Este facto irá acelerar o processo de remineralização.

O flúor adsorve-se à superfície de cristais parcialmente desmineralizados e atrai iões de cálcio. Os fluoretos K demonstraram que o esmalte amaciado por ácido, endurecido pela fluoretação, adquiriu uma resistência secundária significativa ao ataque ácido, desenvolvendo a chamada **"resistência adquirida"**. O flúor adquirido aumenta tanto a resistência à remineralização como à desmineralização.

CAPÍTULO 7

PAPEL DA FLUORAPATITE E DO FLUORETO DE CÁLCIO

Existem três formas principais de reatividade do ião fluoreto com a apatite:

1) Troca isoiónica de F- por OH- em apatite: Ca_{10} (PO4)6 (OH)2 + 2F-> Ca10(PO4)6 F2 + 2OH2

2) Crescimento de cristais de fluorapatite a partir de soluções supersaturadas: 10Ca2+ + 6PO4 3- + 2F-Ca10 (PO4)6 F2

3) Dissolução de apatite com formação de CaF2: Ca_{10} $(PO_4\ )6\ (OH)_2$ + 20F>10

CaF2 + 6PO4 3- + 2OH

As duas primeiras reacções podem ocorrer durante a exposição prolongada a baixos níveis de flúor na solução (entre 0,01 e 10 ppm F), provenientes de fontes sistémicas ou tópicas latentes. Estas reacções resultam na incorporação de fluoreto que, num sentido tradicional, seria definido como fluoreto "firmemente" ligado, uma vez que faz parte da estrutura apatica. Este fluoreto presente na fase sólida é também conhecido como fluorohidroxiapatite ou fluoreto "sistémico". Com o aumento da concentração de fluoreto, começa a predominar uma reação química adicional com a formação de quantidades significativas de fluoreto de cálcio (CaF2 ou material "CaF2- like").

São necessárias concentrações de fluoreto entre 100-10.000 ppm F para produzir CaF2 como produto de reação (frequentemente designado por Fon). Estas concentrações estão presentes em produtos de uso tópico, tais como géis e vernizes profissionais, ou pastas de dentes e colutórios de venda livre. Já em 1945, **Gerould** referiu que o fluoreto de cálcio era um produto importante no esmalte quando os dentes eram expostos a concentrações elevadas de fluoreto. É visível por varrimento com um microscópio eletrónico (SEM) como pequenos glóbulos na superfície dos dentes fluoretados.

Os precipitados globulares no esmalte são mais homogéneos quando a concentração de fluoreto da solução aplicada é mais elevada. Pensa-se que a estrutura globular do fluoreto de cálcio se deve à incorporação de fosfato durante a sua formação na superfície do dente, uma vez que o fluoreto de cálcio puro é cúbico e não esférico.

Durante muito tempo, a opinião geral foi que a formação de fluoreto de cálcio no esmalte é desfavorável, porque o fluoreto de cálcio é solúvel na saliva na mesma medida que na água. Os fluidos orais são insaturados em relação ao fluoreto de cálcio, pelo que este sal se dissolve sempre que é exposto à saliva.

No entanto, vários estudos demonstraram que o fluoreto de cálcio é bastante insolúvel na saliva a pH neutro e que pode persistir na superfície do dente durante semanas e meses após a aplicação tópica de fluoreto. A resistência do fluoreto de cálcio é presumivelmente causada pela adsorção de fosfato secundário (HPO4 2-) aos sítios de cálcio na superfície dos cristais de fluoreto de cálcio e pelas proteínas da película a pH neutro. A um pH mais baixo, como durante um ataque de cárie, o fosfato primário será a espécie dominante de ião fosfato (H2 PO4-), que é incapaz de inibir a dissolução do fluoreto de cálcio. Assim, os iões de flúor libertados durante os desafios cariogénicos devem-se à concentração reduzida de iões de fosfato secundário em pH ácido. O fluoreto libertado é subsequentemente incorporado na hidroxiapatite através de reacções de dissolução/reprecipitação.

Após um ataque de cárie, os glóbulos de fluoreto de cálcio são novamente estabilizados pela adsorção de proteínas e fosfato secundário. O fluoreto de cálcio constitui, assim, um reservatório de fluoreto no esmalte, controlado pelo pH. O fluoreto de cálcio está contaminado com fosfato, não só na superfície, mas também no interior do cristal. Este fluoreto de cálcio contaminado com fosfato é mais solúvel do que o fluoreto de cálcio puro, podendo assim libertar fluoreto a uma taxa mais elevada do que o fluoreto de cálcio puro. O CaF_2 formado a um pH baixo contém menos fosfato interno e demonstrou ser menos solúvel.

Este facto pode ter significado clínico para o flúor aplicado topicamente algumas vezes por ano. A formação de fluoreto de cálcio, a sua resistência no ambiente oral e a libertação de iões de fluoreto a um pH baixo explicam o efeito a longo prazo do fluoreto aplicado topicamente. Sugere-se que o potencial de formação de fluoreto de cálcio deve provavelmente ser aumentado nos agentes fluoretados tópicos. O aumento do tempo de exposição, o aumento da concentração, a redução do pH, a saliva e o pré-tratamento com cálcio provaram ser meios eficazes para aumentar a deposição de fluoreto de cálcio no esmalte in vitro.

A ação antimicrobiana do flúor

Apesar da extensa literatura sobre os efeitos antimicrobianos do flúor na microflora oral, atualmente existe muito pouco consenso sobre o facto de o efeito anticárie do flúor estar relacionado com a inibição das bactérias orais.

As provas actuais indicam que o flúor tem uma multiplicidade de efeitos diretos e indirectos sobre as células bacterianas, alguns dos quais podem ter uma influência significativa sobre os microrganismos produtores de ácido na placa dentária.

O flúor exerce o seu efeito nas bactérias orais através da inibição direta das enzimas celulares (diretamente ou em combinação com metais) ou aumentando a permeabilidade aos protões das membranas celulares sob a forma de fluoreto de hidrogénio.

Para provocar qualquer efeito antimicrobiano, o flúor tem de entrar na célula bacteriana. O flúor difunde-se nas bactérias cariogénicas sob a forma de HF (um ácido fraco, pKa 3,15). Com um pH externo mais baixo, forma-se mais HF e este difunde-se mais para o interior da célula. Uma vez no interior da célula, o HF dissocia-se em H+ e F- devido ao facto de o pH interno das células, como o dos estreptococos orais, ser mais elevado do que o externo. Esta difusão e dissociação contínuas conduzem à acumulação de fluoreto na célula e à acidificação (acumulação de H+) do citoplasma. O resultado é uma redução tanto do gradiente de protões como da atividade enzimática.
As informações actuais indicam que os iões de flúor no interior da célula interferem com a atividade da enzima glicolítica (enolase) e da adenosina trifosfatase extrusora de protões (H +/ATP-ase), que está envolvida na geração de gradientes de protões através do efluxo de protões da célula, à custa do ATP. Assim, o flúor inibe eficazmente o metabolismo dos hidratos de carbono das bactérias orais acidogénicas, incluindo a absorção de açúcares. Apesar destes efeitos conhecidos, não existe um consenso geral de que os efeitos antimicrobianos do F contribuam para o efeito anticárie do flúor.
Muitos investigadores tendem a rejeitar o papel do flúor na atividade metabólica das bactérias, alegando que apenas grandes concentrações são eficazes e que não existem diferenças nas populações de Streptococcus mutans em pessoas que residem em áreas fluoretadas e não fluoretadas.
Além disso, o uso generalizado de pastas dentífricas, que tem sido responsável pela diminuição da prevalência de cáries nas últimas três décadas, não resultou numa redução do número de estreptococos mutans. **Lynch et al.**[26] concluíram que os baixos níveis de flúor na placa e na saliva, resultantes da utilização de pastas dentífricas com flúor a 1500 ppm, são insuficientes para ter um efeito antimicrobiano significativo nas bactérias da placa. Parece que este efeito depende de factores como a concentração de flúor e os componentes antibacterianos associados, tais como os contra-iões de flúor (amina, estanoso), conservantes, tensioactivos ou antimicrobianos adicionados especificamente para esse fim (sais de zinco, triclosan, extractos de óleos essenciais, etc.).
Uma única aplicação de flúor tópico aplicado profissionalmente a uma concentração elevada, embora transitória, reduz a capacidade da placa bacteriana para produzir ácido, mas tem pouco significado clínico no controlo da cárie dentária. As concentrações de flúor, tal como se encontram na placa dentária, têm uma ação biológica sobre factores críticos de virulência de S. mutans in vitro, tais como a produção de ácido e a síntese de glucano, mas as implicações in vivo ainda não são claras.

CAPÍTULO 8

SISTEMA DE DISTRIBUIÇÃO DE FLÚOR

O desenvolvimento de sistemas de distribuição eficazes para a libertação prolongada de flúor incluiu sistemas de distribuição de libertação sustentada e de libertação controlada. Os sistemas de libertação sustentada são aqueles que prolongam a libertação do fármaco, mas a taxa de libertação do fármaco não é uniforme. Os sistemas de libertação controlada, pelo contrário, proporcionam uma taxa constante de libertação do fármaco durante um período prolongado. As preparações de flúor de libertação sustentada que têm sido investigadas incluem um comprimido ou cápsula de flúor de libertação sustentada e um sistema de aerossol para libertar microcápsulas de flúor diretamente na superfície do dente. Os sistemas de libertação controlada de flúor incluem um polímero libertador de flúor e um sistema de reservatório controlado por membrana que pode ser colocado intra-oralmente.

Comprimidos de libertação prolongada

Stookey e **Muhler** conceberam um comprimido de NaF de libertação sustentada, com base na hipótese de que o prolongamento da absorção de um comprimido de flúor aumentaria a quantidade de flúor retido sistemicamente pelos dentes em desenvolvimento e, assim, aumentaria o efeito anticárie do comprimido de flúor. Comparando o seu comprimido de libertação prolongada com um comprimido de NaF disponível no mercado, verificaram uma taxa reduzida de libertação de flúor a um pH de 2 a 7 e uma taxa mais constante de libertação de flúor a um pH constante de 5 com o seu comprimido de libertação prolongada, in vitro. Observaram ainda um período aparentemente prolongado de disponibilidade de flúor com o comprimido de libertação prolongada in vivo. Infelizmente, a formulação desta "cápsula de libertação retardada" não foi descrita. Para além disso, o método de análise de flúor utilizado neste estudo não é sensível a baixas concentrações de flúor e **McClure** demonstrou que se poderia esperar um erro de pelo menos 10% com esta análise. Outro problema que os autores reconheceram foi a utilização de ratos para estudos do metabolismo do flúor. As taxas de absorção e eliminação em ratos pequenos são consideravelmente diferentes das taxas em humanos

Mais recentemente, **Meier**[27] e outros prepararam um comprimido de fluoreto de libertação sustentada para administração sistémica, microencapsulando cristais de NaF com etilcelulose. Os testes in vitro deste comprimido mostraram que o flúor é libertado continuamente durante 20 horas. Em estudos com animais, os autores compararam os efeitos de um comprimido convencional de 1 mg de flúor, de uma formulação de libertação sustentada de 1 mg de flúor e de

controlos não tratados, avaliando os níveis de flúor na saliva estimulada, no plasma e na placa bacteriana. Analisando o teor de flúor da saliva parotídea estimulada em macacos, observaram um nível médio de flúor mais uniforme e mais elevado associado ao comprimido de flúor de libertação sustentada. O peso médio dos animais neste estudo, no entanto, era de 2,4 kg.
Por conseguinte, a dose de flúor recebida por estes macacos foi de 0,42 mg/kg de peso corporal, o que corresponde a seis vezes a dose de flúor utilizada nas crianças.
Friedman desenvolveu pastilhas de flúor de libertação sustentada para libertação tópica de flúor, comprimindo misturas de etilcelulose e NaF ou CaF2. As pastilhas resultantes foram incorporadas em placas ortodônticas com uma superfície plana das pastilhas exposta. A placa com o granulado foi colocada num copo de água bidestilada em agitação constante e foram feitas determinações do fluoreto libertado com um elétrodo específico de iões fluoreto. Foi observada uma taxa de libertação muito mais lenta com CaF2 no sedimento do que com NaF. A adição de ácido esteárico também diminuiu a taxa de libertação de fluoreto.
Friedman também investigou a absorção de flúor neste sistema, introduzindo uma gaiola de esmalte em pó no copo. A quantidade de flúor no pó de esmalte tratado foi determinada após 120 horas de exposição. Ele encontrou uma absorção de até 13.000 ppm de flúor e observou que a maior parte estava na forma de uma fluorapatita estável (já que apenas 10% era solúvel em hidróxido de potássio). A questão é saber se é razoável assumir que o principal composto formado é uma fluorapatite estável e até que ponto essa conclusão é significativa. Com base na informação limitada atualmente disponível sobre os comprimidos de fluoreto de libertação prolongada, os resultados parecem promissores, mas são ainda necessários ensaios clínicos a longo prazo. A eficácia dos fluoretos de libertação sustentada para administração sistémica é questionável e não pode ser avaliada de forma conclusiva até que se saiba mais sobre a concentração de fluoreto no plasma necessária para produzir efeitos cariostáticos sem causar fluorose e a importância relativa dos níveis plasmáticos máximos após a ingestão do comprimido em comparação com os níveis basais de fluoreto.

Fluoreto microencapsulado em sistemas de distribuição de aerossóis

Outro tipo de preparação de flúor de libertação sustentada utiliza uma tentativa de prolongar a disponibilidade de flúor na superfície dentária após um tratamento tópico com flúor através da microencapsulação de cristais de NaF. **Williams** e outros descreveram um estudo de NaF microencapsulado num sistema de distribuição em aerossol para administração tópica.

Microencapsularam NaF e incorporaram-no num aerossol com um adesivo de goma guar em etilcelulose. Os blocos de esmalte foram tratados com estas microcápsulas e colocados num dispositivo de placa de fluxo paralelo durante 6 horas. A absorção de flúor foi então determinada após o condicionamento ácido de três camadas de esmalte. O caudal não afectou a eficiência da absorção de flúor, mas verificou-se uma maior eficiência da absorção de flúor a pH 7,2
Foram efectuadas comparações entre o efeito de aplicações múltiplas de pequenas doses e aplicações únicas de doses maiores em termos de eficiência de absorção de flúor. Foi registada uma maior eficácia numérica de aplicações múltiplas de pequenas doses de fluoreto microencapsulado. A eficácia máxima deste método exigia pequenas doses repetidas. Num contexto clínico, isto exigiria um maior cumprimento por parte dos doentes, o que provavelmente diminuiria a eficiência do sistema de administração de aerossóis. É necessária uma aplicação mais aprofundada e um estudo subsequente num ambiente oral humano para determinar a eficácia clínica das microcápsulas para administração em aerossol.

Polímeros de libertação de fluoretos

Outro método de prolongamento da libertação de fluoreto que está a ser investigado é uma preparação de fluoreto de libertação controlada que utiliza películas ou membranas para revestir o medicamento e regular a sua libertação. As mais importantes destas películas, do ponto de vista das preparações de fluoreto de libertação controlada, são a etilcelulose e o metacrilato de metilo. Estas películas foram aplicadas a preparações de flúor e testadas in vitro. **Friedman** estudou várias películas de polímeros para utilização como agentes fluoretados de libertação controlada em placas ortodônticas e pastilhas elásticas. Ele preparou filmes de etilcelulose e etilcelulose com polietilenoglicol com concentrações de 5%, 10% e 15% de NaF. De seguida, revestiu placas ortodônticas e gomas de mascar com espessuras e quantidades específicas destas películas. A goma ou placa ortodôntica revestida foi então colocada num banho de água e foram feitas determinações da quantidade de flúor libertado. Friedman observou uma taxa de libertação mais rápida nas pastilhas elásticas do que nas placas ortodônticas, sendo a quantidade de flúor libertada num determinado momento dependente da concentração de flúor da película de libertação controlada. O polietilenoglicol aumentou a taxa de libertação de flúor. A espessura da película não parece afetar a taxa de libertação de flúor, apenas a duração. **Friedman** determinou que a taxa de libertação de flúor da película de etilcelulose era de 0,06 a 0,5 mg/dia e postulou que era possível construir películas de polímero para libertar flúor a esta taxa durante até 300 dias. A limitação óbvia deste estudo é o facto de se ter limitado à experimentação in vitro. O desenho experimental tem limitações no que diz respeito à sua aplicação direta ao ambiente oral. O ambiente oral não é constante em termos de movimento e fluidez, como foi o ambiente in vitro aqui utilizado. A investigação clínica de uma preparação de película de NaF de etilcelulose foi conduzida por **Harary** e **Friedman.**[28] As placas ortodônticas foram revestidas com o preparado através da imersão das placas numa suspensão de NaF a 10% em solução etanólica de etilcelulose. A concentração de flúor por peso estava na faixa de 4,8 a 5,1 mg/placa. As placas ortodônticas revestidas foram usadas pelas crianças durante 5 dias. Foram recolhidas diariamente amostras de saliva total e analisadas quanto à concentração de flúor utilizando um elétrodo de iões de flúor. Foi registado um aumento significativo na quantidade de flúor na saliva apenas nos primeiros 4 dias. A concentração de flúor na saliva durante este período situou-se no intervalo de 0,01 a 0,02 ppm. Embora esses níveis de flúor salivar fossem significativamente maiores do que os valores de referência, outros pesquisadores relataram níveis semelhantes de flúor na saliva de crianças que consumiram água potável contendo 1 ppm de flúor. Esta elevação mínima e de curta duração dos níveis de fluoreto salivar pode ter sido o resultado de uma libertação inicial rápida de fluoreto, que foi largamente esgotada na altura em que a primeira amostra de saliva foi recolhida, ou de uma falha do polímero de etilcelulose em libertar o fluoreto. Em qualquer dos casos, os resultados não apoiam a eficácia clínica da película de polímero de etilcelulose, preparação de flúor de libertação controlada. Abrahams e outros relataram um estudo in vivo envolvendo o uso de uma película de diálise de celulose permeável à água com 1 mg de

O pó de CaF2 (aproximadamente 1 ppm de fluoreto disponível) foi colocado na sua superfície. O pó e a película foram selados com uma resina de dimetacrilato numa área de 0,2 cm2 na face vestibular ou lingual da superfície de um dente extraído e desmineralizado. Estas secções de dentes foram incorporadas numa prótese parcial removível e colocadas na boca de quatro indivíduos. As próteses foram usadas durante 48 horas. Os dentes foram então removidos e seccionados em metades faciais e linguais. Foi utilizada uma técnica de ataque ácido com ácido perclórico para remover cinco camadas de esmalte correspondentes a espessuras de 5, 10, 20, 30 e 50 /xm. Estas foram analisadas quanto às concentrações de flúor utilizando um elétrodo de iões de flúor. Os resultados indicaram níveis significativos de absorção de fluoreto até 500 ppm a 50 /xm de profundidade nos locais experimentais.

Embora este estudo tenha envolvido a utilização de seres humanos, há várias questões que ficaram por responder. Os dentes utilizados tinham sido desmineralizados num ambiente controlado durante 48 horas antes de serem inseridos no ambiente oral. A absorção de flúor foi significativamente maior nestes dentes do que nos dentes de controlo não desmineralizados. Esta descoberta é significativa, uma vez que a absorção de flúor pelo esmalte desmineralizado é um fator chave na prevenção da cárie através da remineralização do esmalte. Os autores afirmaram que, antes de este método de aplicação ser utilizado para tratamento, é necessário responder a duas questões: se a remineralização aumentou significativamente a resistência do dente à cárie e durante quanto tempo a fase remineralizada é mantida. Nenhuma destas questões pode ser respondida de forma conclusiva até que sejam efectuados ensaios clínicos a longo prazo. Outro tipo de material de libertação controlada de película de polímero que está a ser investigado são as resinas polielectrólitas de permuta iónica utilizadas como selantes de fossas e fissuras e resinas compostas. Nestes materiais, um sal de flúor orgânico é incorporado num polímero insolúvel. O ião fluoreto é libertado pelo polímero através da troca do ião fluoreto por um ião da saliva. Este tipo de reação de troca iónica não resulta numa alteração significativa da estrutura ou da resistência da resina. Estudos in vitro demonstraram que estas resinas são capazes de uma libertação prolongada de flúor para promover a remineralização durante a iniciação artificial da cárie e para prevenir o desenvolvimento de cáries secundárias no esmalte adjacente às resinas compostas experimentais. Os estudos in vitro destes materiais são encorajadores. Os ensaios clínicos serão úteis para determinar a eficácia e a aplicabilidade das resinas de permuta iónica para a libertação controlada de flúor.

Reservatórios de fluoreto controlados por membrana

A Cowsar desenvolveu um reservatório de flúor de libertação controlada para uso intra-oral. Este reservatório era composto por uma matriz central contendo NaF e um revestimento hidrofílico, que controlava a taxa de difusão do flúor. Tanto a matriz central como a membrana limitadora de velocidade eram feitas de copolímeros de metacrilato de hidroxietilo e metacrilato de metilo. Os estudos em animais com este dispositivo indicaram taxas constantes e previsíveis de libertação de flúor durante períodos prolongados e não resultaram em efeitos adversos ou tóxicos em cães e ratos.

Adderly et al.[29] estudaram o efeito do mesmo tipo de sistema de libertação controlada de flúor em macacos. Colocaram um dispositivo de libertação de flúor na superfície facial de um incisivo central maxilar. O dispositivo foi concebido para libertar 0,5 mg de flúor por dia durante 30 dias. Monitorizaram o índice de placa (IP), o índice gengival (IG) e as populações bacterianas. Não foram observadas alterações nas pontuações PI ou GI, ou nas populações bacterianas. O desempenho do dispositivo foi monitorizado através da medição dos níveis de flúor na saliva, placa bacteriana, urina e soro. Os resultados mostraram que o dispositivo forneceu níveis elevados de flúor à saliva e à placa bacteriana sem alterações significativas nas populações bacterianas, GI, PI ou níveis de flúor no soro. Este estudo examinou uma variedade de parâmetros que envolvem tanto as populações bacterianas como os níveis de flúor nos fluidos do ambiente oral e, ao fazê-lo, forneceu uma melhor visão do que ocorre como resultado do dispositivo de libertação controlada de flúor. Um parâmetro adicional teria completado o quadro, que seria uma biópsia do esmalte do próprio incisivo para obter dados quantitativos sobre a absorção de flúor pelo esmalte no ambiente oral. São necessários estudos a mais longo prazo com estes parâmetros.

A avaliação clínica deste tipo de dispositivo foi relatada por **Mirth et al.**[30] O dispositivo era composto por um núcleo de matriz contendo 42 mg de NaF misturado com um copolímero de hidroxietil e metacrilato de metilo. O núcleo estava rodeado por uma membrana de copolímero concebida para controlar a taxa de libertação de flúor a uma taxa de 0,5 mg de flúor por dia durante 30 dias. Cada indivíduo utilizou dois dispositivos, resultando numa dose total de 1 mg de flúor por dia. Os dados do pré-tratamento e do tratamento foram obtidos durante 4 semanas para cada fase do estudo. Os indivíduos também foram examinados 1 semana após o tratamento. Os indivíduos foram avaliados quanto a alterações nas populações GI, PI e bacterianas cultivadas a partir da saliva e da placa interproximal. Em dias específicos durante os períodos de teste, foram colhidas amostras de urina e saliva antes de deitar e de manhã para serem analisadas quanto à presença de flúor. As amostras de sangue e de placa bacteriana também foram analisadas quanto à concentração de fluoreto. A análise do flúor foi feita com um elétrodo de flúor utilizando padrões apropriados. A análise do flúor na saliva mostrou que os níveis de flúor eram significativamente maiores durante a fase de tratamento do estudo. O teor de flúor da placa bacteriana também aumentou significativamente durante a fase de tratamento, com flúor na faixa de 30 a 55 ppm. O teor de flúor na urina e no soro não foi significativamente diferente durante as duas fases do estudo. Pouca diferença foi observada na microflora cultivável. O estudo de **Mirth** e outros foi um marco - o primeiro teste de 30 dias do reservatório de fluoreto controlado por membrana no ambiente oral humano. A maioria dos parâmetros relevantes foram tidos em consideração neste estudo. Mais uma vez, uma biopsia ao esmalte teria acrescentado outra dimensão aos dados que poderiam ter sido utilizados numa base comparativa com outros estudos. Este mesmo grupo optimizou o seu dispositivo para outro estudo, que será discutido mais tarde. Uma falha deste estudo foi o facto de não terem sido utilizados controlos, tornando impossível determinar se as irritações observadas em mais 23% dos indivíduos eram o resultado do próprio dispositivo ou do flúor libertado pelo dispositivo. Outro aspeto confuso do estudo foi a explicação da análise do flúor das amostras de placa bacteriana. O método parecia demasiado complexo e não foi dada qualquer justificação ou validação da abordagem.

Num esforço para responder a algumas das questões levantadas pelo estudo clínico, **Mirth** e outros conceberam outro estudo utilizando ratos para testar uma conceção modificada do sistema de reservatório que tinham testado anteriormente. O dispositivo modificado para a libertação controlada de flúor era mais plano do que o dispositivo utilizado anteriormente e um comprimento de sutura cirúrgica de nylon passava pelo centro do dispositivo. Esta sutura foi utilizada para fixar o dispositivo no interior da bochecha de cada rato tratado, diretamente adjacente à mucosa bucal. Os dispositivos foram concebidos para libertar aproximadamente 0,15 mg de fluoreto por dia. Após a inoculação de todos os ratos com Streptococcus mutans 6715-5, foram criados os seguintes quatro grupos: um grupo de controlo sem tratamento; um grupo com um dispositivo placebo colocado; um grupo que recebeu 10 ppm de água fluoretada ad libitum (controlo positivo); e um grupo no qual foi colocado o dispositivo de flúor. Todos os dispositivos que se deslocaram foram substituídos por um novo dispositivo no prazo de 24 horas. Foram recolhidas amostras periódicas de urina e analisadas quanto ao teor de flúor. Os animais foram mortos após 35 dias e as pontuações médias de cárie nas superfícies vestibular, aproximal, sulcal e morsal foram determinadas para cada um dos grupos de tratamento.

Nos ratos com o dispositivo de libertação controlada de flúor, desenvolveram-se 63% menos áreas de esmalte cariado do que nos animais que não receberam qualquer tratamento. O grupo que recebeu água potável com flúor (10 ppm de flúor) apresentou uma redução de 25% nas áreas de esmalte cariado. O estudo indicou que, como o grupo de flúor de libertação controlada, teoricamente, deveria ter recebido aproximadamente a mesma quantidade de flúor que os ratos no grupo de água com flúor (10 ppm de flúor), o dispositivo de libertação de flúor foi mais eficaz do que a água potável com flúor ad libitum na inibição de cáries nas superfícies aproximais e sulcais. Presumivelmente, isso ocorreu porque o grupo do dispositivo de flúor teve essencialmente uma exposição contínua ao flúor, enquanto o grupo da água fluoretada teve apenas uma exposição intermitente.

Outro aspeto significativo deste estudo está relacionado com as pontuações de cárie nos terceiros molares. Estes dentes foram expostos a 11 a 13 dias de flúor sistémico antes da sua erupção durante o período experimental e, portanto, nos animais tratados com flúor, poderia ser esperado um aumento do efeito sistémico do flúor. No entanto, não foi observada uma redução significativa de cáries em nenhuma área, com exceção da redução da superfície lisa em todos os dentes tratados com flúor.

Esta descoberta aumenta a suspeita de que o flúor sistémico tem uma eficácia limitada no quadro geral das cáries. A este respeito, um estudo mais recente demonstrou que o flúor sistémico tem pouco ou nenhum efeito na incidência de cáries no rato quando administrado a uma taxa comparável à taxa a que o flúor tópico foi administrado pelo reservatório de flúor de libertação controlada. Estes estudos indicam que os efeitos cariostáticos do dispositivo de libertação de flúor provêm de efeitos tópicos do flúor e não de efeitos sistémicos. Isto não quer dizer que o flúor sistémico não seja benéfico para as crianças até aos 8 anos. No entanto, estes últimos estudos sugerem que o flúor sistémico de libertação retardada através de um comprimido de libertação sustentada pode ter um valor limitado.

O método de colocação do dispositivo nos estudos clínicos e em animais do reservatório de fluoreto controlado por membrana resultou em problemas que devem ser examinados mais aprofundadamente. Foi registada alguma irritação dos tecidos moles no ensaio clínico. No estudo com ratos, os locais de sutura permaneceram irritados e, subsequentemente, vários dos dispositivos foram perdidos quando os animais os mastigaram para remover a fonte de irritação. Sem um estudo mais aprofundado, a possibilidade de o flúor ser a fonte de irritação não pode ser excluída, especialmente porque os dispositivos placebo foram mantidos de forma mais generalizada. No entanto, os estudos em animais com este dispositivo acrescentaram a dimensão da pontuação da cárie aos dados já recolhidos sobre os dispositivos de fluoreto de libertação controlada. Pode concluir-se que o potencial para um efeito anticárie significativo acabará por ser realizado utilizando um sistema de flúor de libertação controlada.

Embora o local de colocação tenha variado nos estudos em animais, a superfície vestibular dos primeiros molares superiores tem sido o local intra-oral predominante para a fixação dos reservatórios de flúor controlados por membrana. Este local parece ser apropriado devido à sua acessibilidade e interferência limitada na função e na aparência estética. Outra consideração relativa ao local de colocação de um reservatório de flúor de libertação controlada, no entanto, deve ser o padrão de migração do flúor nos fluidos orais. **Weatherell e outros** demonstraram que a concentração de flúor na saliva varia consideravelmente de um local para outro na boca, após a dissolução de uma pastilha de flúor na boca e o enxaguamento com um colutório com flúor. Estes resultados parecem estar relacionados com a localização anatómica dos canais salivares, a velocidade do fluxo salivar e talvez com diferenças no alinhamento dos dentes. Em geral, a eliminação do flúor foi mais rápida na arcada mandibular do que no vestíbulo labial da maxila. Esses achados indicam que não ocorre uma mistura perfeita da saliva recém-secretada e sugerem que o local de colocação do dispositivo de liberação controlada de flúor pode ter um efeito direto no benefício cariostático obtido com esses dispositivos. São necessários mais estudos que avaliem os efeitos do local de colocação do reservatório de flúor de libertação controlada k na concentração de flúor em diferentes locais da boca e os possíveis efeitos da seleção do local na incidência de cáries.

A maior parte da investigação em preparações de flúor de libertação controlada envolveu a utilização de NaF como fonte do ião fluoreto. No entanto, existem algumas evidências que sugerem que a utilização de fluoreto estanoso como fonte do ião fluoreto pode resultar num benefício adicional contra a placa bacteriana. Para investigar esta possibilidade, foram realizados estudos-piloto, testando um sistema intra-oral de libertação sustentada de SnF2. As preparações de libertação sustentada foram feitas através da mistura de cristais pulverizados de SnF2 com vários cimentos dentários. A adição de

SnFi ao cimento de policarboxilato numa concentração de 70% (peso por peso em pó) produzido. A maior libertação de fluoreto durante 30 dias in vitro (X = 3,7 ppm de fluoreto/dia). A colocação de um material de libertação sustentada de cimento de policarboxilato SnF2 a 10% in vivo aumentou o nível de fluoreto salivar de 0,04 para 1,86 ppm e reduziu a acumulação de placa bacteriana. Embora tenha ocorrido alguma inflamação gengival onde as restaurações de SnF2 entraram em contacto com a gengiva, os resultados favoráveis obtidos nestes estudos piloto justificam uma investigação mais aprofundada do material de libertação sustentada de fluoreto estanoso.

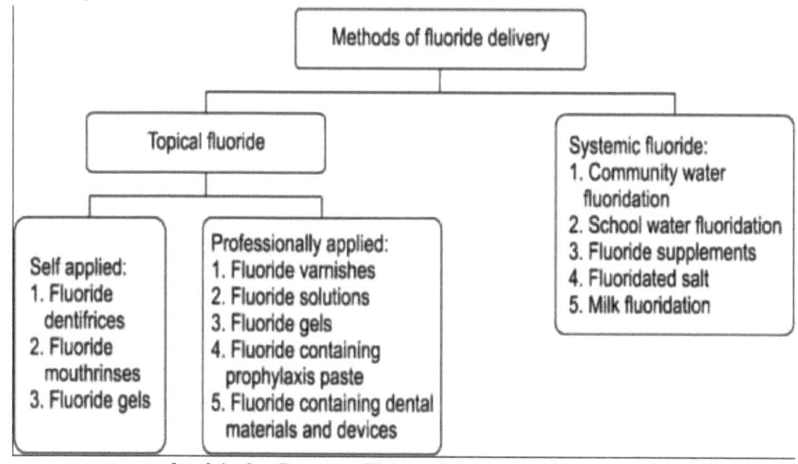

Quadro - 1: Níveis de flúor obtidos em ensaios clínicos de preparações de fluoretos de libertação controlada

Preparação	Saliva	Placa	Urina	Soro
Comprimidos de libertação prolongada de flúor	NA*	NA	NA	NA
Aerossóis de fluoreto microencapsulados	NA	NA	NA	NA
Películas de polímeros de fluoreto+	0,02 ppm	NA	NA	NA
Reservatórios de fluoreto de libertação controlada	1,35 ppm	45 ppm	1,4 ppm	0,09 ppm
*NA : Dados não disponíveis				

CAPÍTULO 9

EFEITOS DO FLÚOR NA SAÚDE

SERES HUMANOS

O flúor pode ser útil ou prejudicial para os seres humanos, dependendo da concentração global de flúor consumida durante um determinado período. Uma deficiência de flúor provoca cáries dentárias e enfraquecimento dos ossos quando a sua concentração é inferior a 0,5 mg L-l, ao passo que uma ingestão superior a 1,5 mg L-l provoca fluorose. A acumulação de flúor acima do limite permitido leva a problemas de saúde perigosos em bebés, crianças e adultos. O flúor não afecta uma pessoa por pouco tempo, mas fica armazenado no cérebro e deteriora lentamente o corpo com o tempo.

A principal base de água doce é a água subterrânea, que é a forma mais consumida para fins de irrigação. De acordo com o relatório apresentado pela OMS, mais de 25 países têm uma concentração de flúor superior ao limite permitido, e cerca de 200 milhões de pessoas dependem da água contaminada, o que constitui uma grave ameaça que causa problemas de saúde aos consumidores. Muitos países africanos têm uma concentração de fluoreto mais elevada do que a diretriz estabelecida pela OMS de 1,5 mg L-l . 87 Os países asiáticos com uma elevada concentração de fluoreto nas suas águas subterrâneas incluem **o Bangladesh, a China, a Índia, a Indonésia, o Irão, o Iraque, a Jordânia, a Coreia, o Paquistão, a Palestina, a Arábia Saudita, o Sri Lanka, a Síria, a Tailândia, a Turquia e o Iémen**. As regiões do Canadá, México e Estados Unidos necessitam especialmente de desfluoretação devido à elevada concentração de flúor nas suas águas subterrâneas. Mesmo os países da América Latina, nomeadamente a Argentina, o Equador e o Peru, têm elevadas concentrações de flúor nas suas águas subterrâneas. Uma concentração excessiva de fluoreto nas águas subterrâneas é um problema significativo nos países europeus.

Em 1937, a área de Prakasam, em Andhra Pradesh, registou a primeira incidência de fluorose endémica em seres humanos. Em 1950, apenas quatro estados da Índia, nomeadamente Andhra Pradesh, Uttar Pradesh, Punjab e Tamil Nadu, foram reconhecidos com doentes com fluorose. Atualmente, o flúor está presente em 20 dos 29 estados da Índia, prevendo-se que venha a aumentar. Na Índia, apenas algumas famílias com fluorose foram encontradas em 1937. No entanto, o Fundo Internacional de Emergência das Nações Unidas para a Infância (UNICEF) previu que a fluorose afectaria 25 milhões de pessoas na Índia em 1995. Atualmente, a fluorose afecta 66 milhões de pessoas na Índia, das quais 6 milhões são crianças com menos de 14 anos. Cerca de 411 milhões de indivíduos em 201 distritos de 20 estados são afectados pelo flúor na Índia e, portanto, estão possivelmente em perigo de envenenamento por flúor.

Dentária

A cárie dentária é o problema mais comum do mundo nas crianças. O flúor desempenha um papel importante na minimização da hipótese de fluorose do esmalte e na prevenção da cárie dentária. Durante o período de desenvolvimento dos dentes, a exposição contínua ao flúor ajuda a desenvolver resistência contra a cárie dentária e a fluorose do esmalte. O esmalte é o cristal de hidroxiapatite mais mineralizado, que é rico em carbonato, mas deficiente em cálcio. Para manter o estado de equilíbrio estável com o fluido na região circundante do cristal, está presente um número suficiente de iões como Ca2+, PO4 3- OH- e F- . Durante o ataque ácido cariogénico, o valor do pH nas proximidades do dente diminui devido à libertação de iões H+ dos ácidos orgânicos, que são formados pelas bactérias da placa bacteriana a partir dos hidratos de carbono. Estes iões H+ são libertados para interagir com os iões fosfato (PO4 3-) disponíveis no fluido da placa bacteriana e reduzem-nos a HPO4 2- e, finalmente, a H2PO4 -. Este processo de redução ajuda a libertar o cálcio de substâncias dentárias potentes e também equilibra a neutralidade. Em comparação com o flúor incorporado, a menor quantidade de flúor presente na solução nas proximidades do dente previne mais eficazmente o processo de desmineralização. Além disso, também pode inibir a cárie dentária mais do que a grande quantidade de flúor-hidroxiapatite no esmalte. Esta proteção deve-se ao facto de os iões de flúor presentes na solução serem mais eficazes na prevenção da cárie do que os fluoretos presentes nos cristais do esmalte. Ora, uma pequena quantidade de iões fluoreto é adsorvida na superfície cristalina e é atingido um estado de equilíbrio dinâmico entre os iões fluoreto em solução na região próxima e os iões fluoreto adsorvidos. Finalmente, esta adsorção inibe o processo de desmineralização. A presença de flúor na quantidade correta (0,7 mg L-l) é significativa para o desenvolvimento do esmalte dentário e para a mineralização normal dos ossos. Até 40% das cáries dentárias podem ser prevenidas pelo flúor.[31]

Fluorose dentária

A fluorose é uma doença evitável dos dentes e dos ossos que afecta milhões de pessoas em todo o mundo. É causada principalmente pela ingestão prolongada de água potável rica em flúor, que na maioria das vezes é água subterrânea que percolou e lixiviou depósitos vulcânicos e sedimentares. A fluorose dentária é uma acumulação de flúor nos dentes e é causada pela ingestão de flúor durante o período de desenvolvimento dos dentes, ou seja, antes da erupção dentária. O flúor é incorporado na estrutura cristalina do esmalte e causa hipomineralização, o que aumenta a porosidade do esmalte.

O flúor em níveis de consumo excessivos faz com que o esmalte perca o seu brilho. Na sua forma ligeira, a fluorose dentária é caracterizada pelo aparecimento de áreas brancas e opacas na superfície do dente e, na forma grave, manifesta-se pelo aparecimento de manchas castanho-amareladas a pretas e por uma severa descoloração dos dentes. Esta descoloração pode apresentar-se sob a forma de manchas ou estrias horizontais. Normalmente, o grau de fluorose dentária depende da quantidade de exposição ao flúor até aos 8-10 anos de idade. Isto é verdade porque o flúor mancha apenas os dentes em desenvolvimento enquanto estão a ser formados nos ossos maxilares e ainda estão sob as gengivas. O efeito da fluorose dentária pode não ser aparente se os dentes já estiverem totalmente crescidos antes da exposição excessiva ao flúor. A quantidade de flúor absorvida pelo organismo depende de uma série de variáveis complexas relacionadas com a saúde e o estado do indivíduo. As formas ligeiras de fluorose dentária são evidenciadas pelo aparecimento de estrias horizontais brancas na superfície dos dentes ou manchas opacas de descoloração branca calcária.

Fluorose esquelética

A fluorose esquelética é caracterizada pelo aumento da massa e densidade óssea, acompanhado por uma série de sintomas esqueléticos e articulares. Nas fases iniciais, os sintomas incluem dor e rigidez na coluna vertebral, na região da anca e nas articulações, acompanhados por um aumento da densidade óssea (osteosclerose). A rigidez aumenta de forma constante até que toda a coluna vertebral se torna numa coluna contínua de osso, uma condição conhecida como **"poker back"**. À medida que esta doença progride, vários ligamentos da coluna vertebral podem também tornar-se calcificados e ossificados. Nas suas fases mais avançadas, a fluorose produz defeitos neurológicos, perda de massa muscular, paralisia, deformações incapacitantes da coluna vertebral e das principais articulações e compressão da medula espinal. O nível limite de ingestão de flúor necessário para causar fluorose esquelética varia consoante a ingestão de água, a qualidade da água e outros factores dietéticos.

A fluorose esquelética afecta tanto crianças como adultos. Não se manifesta facilmente até a doença atingir um estado avançado. O flúor deposita-se principalmente nas articulações dos ossos do pescoço, joelho, pélvis e ombros e, uma vez depositado, dificulta o movimento ou a marcha. Os sintomas da fluorose esquelética são semelhantes aos da espondilite ou da artrite. Os primeiros sintomas incluem dores esporádicas, rigidez nas costas, sensação de queimadura, picadas e formigueiro nos membros, fraqueza muscular, fadiga crónica e depósitos anormais de cálcio nos ossos e ligamentos. Numa fase avançada, pode ocorrer osteoporose nos ossos longos e excrescências ósseas. Pode surgir um cancro ósseo raro, o osteossarcoma, e, finalmente, a coluna vertebral, as principais articulações, os músculos e o sistema nervoso podem sofrer danos. A fluorose esquelética incapacitante é a forma avançada e grave de fluorose esquelética. A prevalência de altos níveis de ingestão de flúor a longo prazo, acompanhada de desnutrição, trabalho manual extenuante e função renal prejudicada, leva à fluorose esquelética grave **(Reddy 1985).** Alguns casos de fluorose esquelética foram documentados nos Estados Unidos.

A concentração de flúor no osso também varia com a idade, sexo, tipo e parte específica do osso, e acredita-se que reflicta a exposição a longo prazo de um indivíduo ao flúor. Foi observado que aproximadamente 99% do flúor no corpo se encontra nos ossos e nos dentes (embora a quantidade de flúor nos dentes seja muito pequena em comparação com os ossos), estando o restante distribuído nos tecidos moles altamente vascularizados e no sangue. Para além da fluorose esquelética e dentária, o consumo excessivo de flúor pode levar a muitas outras manifestações de doença: manifestações neurológicas, depressão, problemas gastrointestinais, mau funcionamento do trato urinário, náuseas, dores abdominais, sensação de formigueiro nos dedos das mãos e dos pés, degeneração das fibras musculares, níveis baixos de hemoglobina, deformações nas hemácias, sede excessiva, dores de cabeça, erupções cutâneas, nervosismo, redução da imunidade, abortos repetidos ou nascimentos de natimortos, esterilidade masculina, inteligência reduzida, etc. Também se verificou um risco significativamente elevado de fracturas da anca em residentes que vivem em países com água fluoretada.

Dentes e ossos

Um constituinte essencial do esmalte e do esqueleto dos dentes é a hidroxiapatite. Os iões de hidróxido substituídos pelo flúor formam um composto significativamente mais duro chamado fluorapatite. Quando presente numa pequena quantidade, a fluorapatite impede a deterioração do dente e reforça o esmalte do dente. No entanto, se o flúor em doses elevadas for tomado durante muito tempo, as hidroxiapatitas são convertidas em fluorapatite numa quantidade mais significativa, tornando o osso e os dentes mais rígidos e quebradiços e promovendo a doença chamada fluorose dentária. A fluorose dentária converte-se em fluorose esquelética à medida que a concentração de fluoreto aumenta para 3,0 mg L-l. Cerca de 65% da fluorose endémica, que ocorre devido a água potável contaminada com flúor, é registada em regiões áridas e semi-áridas.

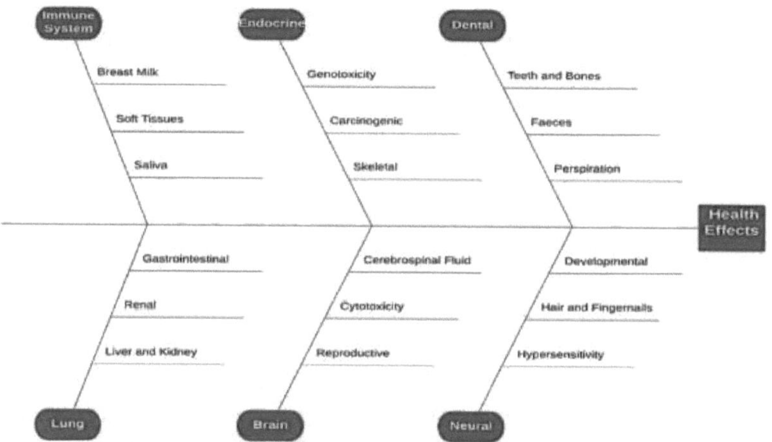

EFEITOS NA SAÚDE DE DOSES ELEVADAS DE FLUORETO

O efeito da utilização prolongada de água potável na saúde humana, que está relacionado com o seu teor de fluoreto. A fluorose esquelética incapacitante é considerada uma das principais causas de morbilidade numa grande área do globo. Se o flúor presente na água potável for inferior a 0,5 mg L-l, a possibilidade de cáries dentárias aumenta nas crianças. Se a quantidade de flúor presente for de até 1,5 mg L-l, ajuda a fortalecer o esqueleto. A ameaça de fluorose esquelética e dentária aumenta com o aumento da concentração de fluoreto na água. O problema mais comum encontrado é a mancha dos dentes quando a concentração de flúor está na faixa de 1,5 a 4,0 mg L-l. Quando a ingestão de flúor ultrapassa 6,0 mg L-l, abre-se o caminho para efeitos multidimensionais na saúde, principalmente fluorose dentária e esquelética. A água potável com excesso de fluoreto é responsável por quase 65% do total da fluorose endémica. Do total de fluoreto consumido pelo organismo, a sua quantidade máxima é retida pelos ossos ou pelos dentes, com cerca de 80-90% nos recém-nascidos e 60% nos adultos, sendo o restante fluoreto excretado através da urina. O sintoma inicial da fluorose dentária é a descoloração do esmalte, que pode converter-se em picadas discretas ou agregadas.

Em três distritos do Rajastão, na Índia, nomeadamente Dungarpur, Banswara e Udaipur, foi realizado um inquérito que revelou que mais de 21% dos adolescentes e 36% dos adultos da área com uma concentração de fluoreto de 1,5 ppm na água potável estavam afectados pela fluorose dentária. Além disso, a taxa de disseminação mais rápida (77,1%) da fluorose dentária foi encontrada no grupo etário dos 17 aos 22 anos. Os outros efeitos da fluorose são a restrição dos movimentos das articulações, a dor nas articulações e a disfunção motora dos membros. Na Índia e nalguns outros países, estes sintomas tornam a vida muito complexa para as pessoas que sofrem de problemas de saúde graves, como a paralisia.

Neural

Quando presente numa concentração superior a 1 mg L-, o flúor aumenta a probabilidade de neurotoxicidade, o que pode perturbar a capacidade de aprendizagem e de memorização. Em comparação com o cérebro maduro, o cérebro em desenvolvimento é mais suscetível de ser danificado por tóxicos, o que pode levar a danos permanentes. A investigação atual estabeleceu que a capacidade mental das crianças em zonas com elevado teor de flúor é relativamente inferior à das que vivem em zonas com baixo teor de flúor. Foi efectuado um estudo comparativo entre 1988 e 2008 na China para relacionar o nível do quociente de inteligência (QI) com a concentração de fluoreto, tendo-se verificado que as crianças que vivem em zonas ricas em fluoreto têm uma probabilidade de QI baixo pelo menos cinco vezes superior à das crianças da região com uma concentração de fluoreto mais baixa. A concentração excessiva de flúor aumenta o nível de peroxidação lipídica e prejudica várias enzimas neuronais principais. Este estudo sugere que o flúor afecta diretamente os neurónios, a mielina e os neurotransmissores, sugerindo que o flúor pode prejudicar diretamente o funcionamento do cérebro. Foi efectuado um estudo caraterístico para compreender a correlação entre o neurodesenvolvimento neonatal e a ingestão de fluoreto pelas mães durante a gravidez. Verificou-se que o neurodesenvolvimento neonatal dos bebés era muito lento quando a ingestão de flúor pelas mães era elevada durante a gravidez, em comparação com os bebés não expostos a uma concentração elevada de flúor. Após a administração crónica de flúor, ocorrem várias alterações no sangue, no cérebro e no fígado dos animais, incluindo lesões metabólicas, desenhos de comportamento anormais e alteração da integridade cerebrovascular neuronal. Quando a água subterrânea contém mais de 10 mg de flúor por litro, acelera o aparecimento de doenças como problemas neurológicos, hipertensão e cancro, que se tornam um desafio para a saúde humana.[32]

Reprodução

Atualmente, o mundo debate-se com o problema crescente da infertilidade, sendo o flúor considerado um dos principais factores. O aumento da exposição ao flúor está relacionado com o aumento do nível da hormona luteinizante (LH) e da hormona folículo-estimulante (FSH), a diminuição da hormona da tiroide (TH), a redução do nível de estrogénio (EL) e a perturbação da relação entre o recetor de estrogénio e o recetor de androgénio (ER/AR).120 A morfologia, a solidez e o metabolismo dos espermatozóides alteram-se nos ratos afectados pela fluorose e a sua fertilidade foi reduzida em 33%. Num paciente do sexo masculino afetado por fluorose esquelética, foi observada uma concentração

reduzida de testosterona circulante. O nível de potássio e de sódio nos espermatozóides é reduzido, uma vez que o flúor permite a fuga de iões de potássio. Devido ao efeito genotóxico do fluoreto de sódio (NaF) nas células germinativas do rato, os espermatozóides
A anormalidade do NaF aumenta e as aberrações cromossómicas aumentam nas células testiculares primárias. Quando uma quantidade excessiva de NaF foi aplicada nos ovários de ratos albinos, observou-se congestão estomacal, folículos ovarianos e vasos sanguíneos dilatados.

Fígado e Rim

Quando as três partes cruciais do corpo, nomeadamente o rim, o fígado e o coração, são expostas a concentrações excessivas de flúor durante muito tempo, começam a apresentar alterações histopatológicas e funcionais. Um estudo demonstrou que a ingestão contínua de flúor através da dieta acelera a doença renal crónica (DRC). Uma experiência realizada em ratos, expondo-os a um elevado teor de flúor, revelou uma maior concentração de flúor na urina, apoptose das células renais, redução da glutationa peroxidase sérica (GPx3) e aumento do malondialdeído (MDA).128 Além disso, o NaF induz a hipertensão, aumentando a produção de espécies reactivas de oxigénio (ROS) e elevando a expressão de NF-kB nos rins e no coração. Uma pessoa que sofra de problemas renais é mais suscetível à fluorose, mesmo que o flúor seja consumido dentro do limite permitido, devido a uma redução da sua capacidade de excretar flúor através da urina.

Pulmão

A fluorose está associada à asma nos operários que trabalham na indústria do alumínio. Na maioria das fábricas, a principal fonte de poluição por fluoreto é a produção de alumínio e fosfato. Estudos demonstraram que a produção de ROS respiratório pode estar associada a muitas doenças respiratórias. Os níveis de citocinas pró-inflamatórias e de ERO foram elevados nos pulmões de ratos tratados com flúor, enquanto se verificou uma diminuição dos factores anti-inflamatórios. A via de sinalização NrF2/keap-1 apoia a sobrevivência das células através da manutenção da função e atividade anti-oxidante durante o stress oxidativo. Observou-se que a elevação dos anti-oxidantes endógenos, a diminuição das ROS e do número de lesões pulmonares e a regulação positiva do NrF2 ocorreram depois de os ratinhos terem sido pré-tratados com galato de epigalocatequina (EGCG.

Desenvolvimento

Existe uma boa associação entre a concentração de fluoreto estimada no cordão umbilical e materno e o plasma sanguíneo, conforme constatado por muitos estudos, o que sugere que a placenta facilita a transmissão inativa de fluoreto da mãe para o feto. Estudos efectuados em animais de laboratório mostram que, mesmo com taxas de ingestão extremamente elevadas, são possíveis efeitos prejudiciais para o desenvolvimento; no entanto, a avaliação dos problemas de desenvolvimento na população humana tem sido inconsistente, devido à fraca qualidade dos estudos. A provável relação entre a ingestão de flúor e a ocorrência da **síndrome de Down**, particularmente em crianças nascidas de mulheres com menos de 30 anos de idade, é uma via de investigação que merece ser explorada adicionalmente.

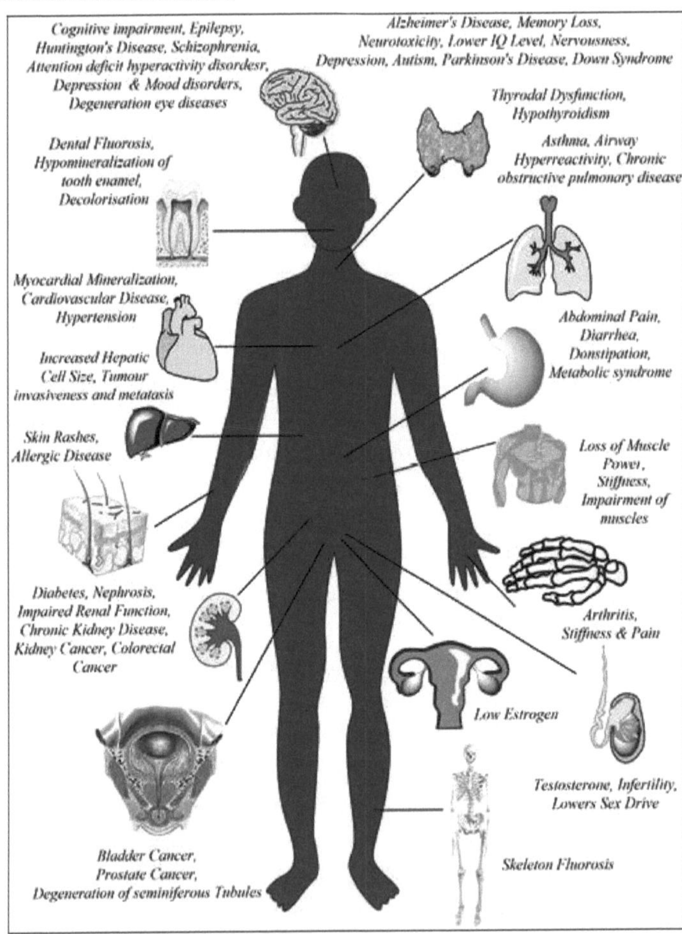

ESTA FIGURA MOSTRA O EFEITO DO FLÚOR NO SER HUMANO CORPO

Renal

O sistema renal excreta a maior parte do flúor excessivo do corpo, pelo que é vulnerável quando em contacto com uma concentração elevada de flúor, em comparação com os outros órgãos. Também foi demonstrado que é mais suscetível ao envenenamento por flúor do que os tecidos moles. Além disso, apenas dois estudos publicados demonstram que o consumo crónico de flúor tem consequências não cancerígenas para o rim, ambos relacionados com cálculos renais. De acordo com Juuti e Heinonen, os residentes em regiões com elevado teor de flúor na Finlândia, onde as concentrações de flúor nas águas subterrâneas ultrapassam 1,5 mg L-l, tiveram taxas de aceitação hospitalar mais elevadas para a urolitíase, vulgarmente conhecida como cálculos renais, do que os residentes nas outras regiões; no entanto, a diferença foi de apenas 16%. **Singh et al.**[33] examinaram mais de 18 700 pessoas numa localidade indiana onde os níveis de fluoreto variavam entre 3,5 e 4,9 mg L-l e descobriram que os doentes com evidência de fluorose esquelética tinham 4,6 vezes mais probabilidades de enfrentar o problema dos cálculos renais. No entanto, foi difícil tirar conclusões claras, dado que os indivíduos deste estudo estavam presumivelmente em maior risco de sofrer de desenvolvimento de pedras nos rins devido à má nutrição.

Endócrino

O flúor parece afetar a função e a resposta endócrina normal em animais de laboratório e populações humanas, embora exista uma dificuldade substancial na interpretação dos resultados deste estudo. A redução da função da tiroide, o aumento da atividade da calcitonina, o aumento da atividade das paratiróides, o hiperparatiroidismo secundário e a fraca tolerância à glicose são os principais efeitos do flúor no sistema endócrino (diabetes tipo II). No entanto, esses impactos diferem em intensidade entre várias pessoas, e a maioria deles pode ser caracterizada como subclínica, uma vez que não são considerados prejudiciais à saúde humana. A ligação descoberta por vários estudos, como o bócio endémico e a exposição ao flúor em seres humanos, é talvez a ilustração mais aceitável da dificuldade necessária para considerar as propriedades do flúor no sistema endócrino. Embora estas correlações geográficas indiquem a razão e a ligação resultante, as abordagens causais reais para a ação do flúor na tiroide ainda não foram determinadas.

No envenenamento agudo por fluoreto, já foram registados sintomas gastrointestinais como diarreia, vómitos, náuseas e desconforto abdominal. Em testes com animais, foi demonstrado que o flúor acelera a produção de ácido estomacal, restringe o fluxo de sangue para fora do revestimento do estômago e mata as células epiteliais do trato gastrointestinal. A quantidade de consumo crónico de flúor necessária para provocar estes efeitos nas pessoas não foi determinada, sendo possível que este limiar mude em função de outras circunstâncias. Por exemplo, em regiões com fluorose endémica, onde a nutrição é frequentemente deficiente, prevalecem sintomas gastrointestinais desagradáveis, embora quantidades equivalentes de exposição ao flúor no Reino Unido e nos Estados Unidos possam nem sempre induzir a mesma reação. Outro aspeto significativo parece ser o pico de concentração e não o tempo de exposição, dado que os fluoretos de libertação lenta e os suplementos de cálcio demonstraram reduzir os efeitos gástricos adversos em estudos clínicos quando o fluoreto é fornecido.

Carcinogénico

Um estudo epidemiológico destinado a determinar o risco carcinogénico da exposição crónica ao flúor deparou-se com uma série de obstáculos. Os problemas mais graves prendem-se com o facto de o cancro ser diagnosticado todos os anos, se não mesmo em décadas, após a exposição às variáveis relevantes, quando as pessoas entram e saem da região de investigação. Este facto resulta frequentemente num erro de cálculo da orientação do grupo de investigação. Outro desafio é a grande variedade de doenças malignas e as suas causas prováveis, o que implica uma avaliação independente de cada forma de cancro. Consequentemente, não é inesperado que as tentativas de relacionar a água fluoretada com as taxas gerais de cancro tenham falhado. Os investigadores têm prestado muita atenção à possibilidade de o flúor contribuir para o cancro dos ossos, uma vez que se acumula no esqueleto. Embora haja controvérsia na aplicação destes resultados a pessoas, investigações laboratoriais específicas em animais encontraram indicações de aumento de osteossarcoma e osteoma. A utilização de fluoreto pode também aumentar o risco de cancro do rim e da bexiga devido à propensão do fluoreto de hidrogénio, um químico cáustico e possivelmente venenoso, para se desenvolver no ambiente ácido da urina. **Grandjean et al.**[34] efectuaram investigações que fornecem um forte apoio a este facto.

Cabelo e unhas

A medição do fluoreto no cabelo e nas unhas é uma forma típica de avaliar a carga global de fluoreto no organismo. Embora as unhas reflictam a exposição nos últimos 3 a 6 meses, ou seja, biomarcadores de curto prazo, as unhas estropiadas designam definitivamente concentrações elevadas de fluoreto. Vários relatórios na literatura discutem as decorações brilhantes dos actuais biomarcadores, nomeadamente cabelo e unhas, e a sensibilidade a concentrações elevadas de flúor. A utilização de alfinetes como biomarcador foi inicialmente sugerida. De acordo com a investigação, as unhas mostram uma maior ingestão diária de flúor (3 a 6 mg L-l) 3,5 meses após a exposição inicial. Uma vez que os valores de referência para a correlação do flúor ainda não foram estabelecidos, os investigadores estão a investigar ativamente a utilização das unhas para prever os níveis de fluorose. Embora as unhas dos pés, em particular as do dedo grande, sejam menos susceptíveis ao flúor exógeno, devem ser tidas em conta outras variáveis que as afectam, como os hábitos alimentares, a idade, o sexo e os factores ambientais.

Nos tecidos moles, a concentração de fluoreto é relativamente baixa, não se alterando com a idade. O fluoreto intracelular nos tecidos moles e o fluoreto extracelular no fluido são facilmente intercambiáveis. Durante o aumento da absorção de flúor, o teor de flúor nos tecidos moles altera-se dentro de um intervalo limitado e apresenta uma ligeira flutuação. A taxa de deposição de flúor nos tecidos moles é determinada pela alcalinidade e pela velocidade do fluxo sanguíneo no tecido. Assim, é necessária investigação epidemiológica avançada para corroborar os resultados da posse de flúor depositado nos tecidos moles.

Líquido cefalorraquidiano

A barreira hemato-encefálica defende-se ativamente contra a entrada excessiva de flúor no cérebro, transportando o flúor para o líquido cefalorraquidiano. As concentrações de fluoreto no fluido cerebral são menos de metade das concentrações de fluoreto no plasma. A concentração de fluoreto no fluido cerebral aumenta com a intoxicação por excesso de fluoreto em pacientes com barreiras hematoencefálicas comprometidas.

Urina

A redução do flúor através da urina é principalmente um mecanismo controlado pelo pH, em que a excreção renal aumenta à medida que a urina se torna mais alcalina. A redução da depuração renal de fluoreto é causada pelo aumento da reabsorção de ácido fluorídrico (HF) em pH ácido. **Jarnberg et al.**[35] Detalharam com exatidão o processo de excreção renal de fluoreto. A urina é formada pela filtração do sangue disponível na reabsorção tubular e glomerular, de acordo com o mecanismo. O HF é reabsorvido ao longo dos nefrónios através de um processo de difusão iónica e o grau de reabsorção é proporcional ao ph do fluido. 5.18

Fezes

A porção não absorvida de flúor ingerido no túnel gastrointestinal é cerca de 10% do total de flúor ingerido, que é excretado nas fezes. O número de outros componentes alimentares como gordura, proteína e fibra; a disponibilidade de catiões divalentes, nomeadamente Ca e Mg; a idade e as condições fisiológicas, todos influenciam a excreção fecal. A solubilidade do fluoreto ingerido é também um elemento essencial que controla a saída de F- na urina e nas fezes.

Saliva

Nos seres humanos, a concentração típica de flúor na saliva é de cerca de 75%

do teor de flúor no plasma, o que sugere que a saliva pode ser utilizada como um biomarcador rápido. Sem serem expostos a uma concentração elevada de flúor, os humanos apresentam valores de flúor salivar no intervalo de 0,01 a 0,06 mg L-l. Dentro de 15 minutos após a ingestão, o nível de flúor na saliva tende a aumentar 15 vezes mais do que o seu valor típico, voltando depois à sua quantidade média entre 20 e 60 minutos.

Transpiração

Em pessoas e animais com glândulas sudoríparas adequadas e taxas de transpiração elevadas, a transpiração é uma via essencial de excreção de fluoreto. A concentração de fluoreto no suor humano é de cerca de 20% da concentração do fluido plasmático, enquanto a transpiração pode eliminar 13-38% do fluoreto total absorvido a temperaturas e humidade elevadas.

Leite materno

As concentrações de fluoreto no leite estão altamente correlacionadas com a ingestão total de fluoreto. Uma boa associação entre plasma, leite materno e teor de fluoreto na água foi documentada em várias investigações. O nível de flúor do leite em mulheres com fluorose dentária foi de 0,550 mg L-l num inquérito atual a 62 mães, em comparação com 0,006 para mães sem fluorose dentária.

Citotoxicidade

Nas células de mamíferos, o consumo excessivo de flúor pode causar anomalias cromossómicas e mutações genéticas. O flúor tem um impacto significativo na produção de ácido desoxirribonucleico (ADN) e de proteínas, mesmo em concentrações baixas. O excesso de fluoreto também tem sido associado a alterações na forma das células e à quebra do ADN nos nucleossomas. O impacto citotóxico é determinado principalmente pela intensidade, frequência e duração da exposição.

Hipersensibilidade

As investigações existentes neste sector não fornecem provas suficientes sobre a associação lógica entre a hipersensibilidade e a concentração de iões fluoreto. Assim, para estabelecer uma relação entre a hipersensibilidade e a exposição ao flúor em animais de laboratório, os investigadores escolhem frequentemente uma dose elevada, um modo de administração ineficaz ou ambos. No entanto, os resultados obtidos não podem ser alargados à exposição ao flúor em pessoas, uma vez que a dose experimental é contestada. A investigação da resposta de hipersensibilidade humana é igualmente inconclusiva e controversa. Eczema, roséola, estomatite e problemas gastrointestinais são as respostas mais frequentes.

Cérebro

Vários estudos demonstraram que o consumo excessivo de flúor prejudica a estrutura, a organização e a função dos sistemas neurológicos centrais e periféricos. A acumulação de fluoreto em excesso no hipocampo também foi associada à degeneração dos neurónios, à diminuição do metabolismo aeróbico e a alterações do metabolismo dos radicais livres. Várias outras investigações em animais experimentais mostraram que os vestígios da concentração de metais no cérebro e o sistema de defesa antioxidante são alterados.

Genotoxicidade

A palavra genotoxicidade refere-se à presença de uma toxina que danifica a integridade das células, destruindo o seu conteúdo genético. A técnica e os julgamentos utilizados na investigação in vivo e in vitro relacionados com a toxicidade do flúor têm um impacto significativo nos estudos de genotoxicidade. O flúor não gera alterações mutagénicas no ensaio de Ames, que é uma forma altamente fiável de detetar a genotoxicidade, apesar dos resultados inconsistentes na literatura.

Outros efeitos tóxicos

O flúor pode produzir um efeito tóxico no corpo humano de várias formas. Inicialmente, o flúor actua na mucosa intestinal, mas depois, devido à formação de ácido fluorídrico no abdómen, provoca irritação gastrointestinal ou efeitos corrosivos. O flúor pode também perturbar o funcionamento dos lípidos e a adipogénese. A exposição ao flúor está também relacionada com o problema da obesidade nas crianças. No entanto, os resultados continuam a ser inconclusivos, uma vez que alguns investigadores mostram uma correlação positiva entre a obesidade e o flúor, enquanto outros referem que não existe qualquer efeito ou que existe uma correlação negativa entre ambos.

Processos químicos e físicos de desfluoretação

Troca iónica. Neste processo, é utilizado um material denominado permutador de iões, onde se deixa passar água através do seu leito para eliminar os iões indesejáveis de acordo com a seguinte reação: Matriz-NR3 + Cl-h F- # matriz-NR3 + F-h Cl. O ião fluoreto substitui o ião cloreto na resina, e o processo de substituição continua até que todos os locais da resina estejam ocupados. Para regenerar a resina, esta é lavada com água contendo sal de cloreto de sódio dissolvido, permitindo que o fluoreto seja substituído pelo cloreto e comece a atuar como um permutador de iões. O ião fluoreto possui uma maior eletronegatividade, que é a força motriz específica para substituir os iões cloreto na resina. Ao utilizar lantânio, **Chikuma et al.**[36] modificaram o método de remoção de fluoreto por permuta aniónica. **Chikuma e Nishimura**[37] utilizaram Amberlite IRA-400 numa solução aquosa para a remoção de fluoreto e verificaram que o ião fluoreto substitui o ião cloreto presente na resina. **Ho et al.**[38] aumentaram a capacidade do método de troca iónica através do oxihidróxido de titânio. A zircónia e a sílica com partículas de dimensões reduzidas são dopadas com oxihidróxido de ferro, um material mesoporoso, para aumentar a sua capacidade de permuta iónica, mas este processo é dispendioso e surge o problema da membrana. **Meenakshi et al.**[39] investigaram a capacidade de remoção de fluoreto da Ceralite IRA 400 (CER) quelante e da Resina FR 10 (IND) e concluíram que, em comparação com a resina de permuta aniónica, a resina quelante é altamente selectiva para a remoção de fluoreto. A técnica de permuta iónica tem um elevado potencial de eliminação de fluoreto de soluções aquosas (até 95%). No entanto, as resinas são dispendiosas, tornando o tratamento não económico, embora as resinas possam ser facilmente renovadas. Além disso, o processo de regeneração gera uma grande quantidade de resíduos carregados de flúor, o que constitui uma desvantagem da técnica.

Precipitação/coagulação.

No início da década de 1930, os investigadores tentaram desenvolver uma técnica de remoção de fluoreto da água, que fosse económica e sustentável. Este processo envolve a remoção de contaminantes da água, reduzindo assim a turvação. No processo de coagulação, é utilizado um produto químico específico chamado coagulante para desestabilizar as partículas minúsculas presentes na água. Os diferentes materiais utilizados como coagulantes para remover o flúor da água incluem alumínio, ferro, alúmen, cal, zeólitos, gel de sílica, aluminato de sódio, cloreto férrico e gel de sílica. Entre eles, o alúmen e a cal são os mais utilizados. O melhor exemplo de remoção de fluoreto pelo método de coagulação/precipitação é a técnica de Nalgonda. Este método envolve a adição de sais de alumínio, pó branqueador e cal à água contaminada com fluoreto, em seis etapas consecutivas, a saber: coagulação/floculação, desinfeção, filtração, mistura rápida,

sedimentação e concentração das lamas. Todo este processo é efectuado de acordo com a seguinte sequência. (a) Formação de hidróxido de alumínio insolúvel, (b) afundamento dos sedimentos no fundo, e (c) co-precipitação de fluoreto e pó branqueador.[40] No entanto, considerando que a eficiência da técnica de Nalgonda para a desfluoretação da água é de aproximadamente 70%, ela não é adequada para o tratamento de água com concentrações elevadas de flúor. Além disso, devido ao alto custo do alúmen, este método é caro. No método de precipitação, o fluoreto em fluoreto de cálcio é precipitado da água.[41] Para precipitar o fluoreto, utiliza-se fosfato e cálcio, seguindo-se o processo de filtração, empregando carvão de osso pré-saturado com iões fluoreto. Um meio contendo carvão de osso saturado comporta-se como um catalisador para a precipitação de fluoreto sob a forma de fluorapatite e CaF_2.

Eletrocoagulação

A eletrocoagulação é um método simples e eficaz de remoção de agentes floculantes obtido pela electro-oxidação de um ânodo sacrificial, em geral constituído por alumínio e ferro. Este processo não envolve quaisquer floculantes ou coagulantes químicos e ajuda a reduzir a quantidade de lamas a eliminar. Três processos fundamentais estão envolvidos neste método, nomeadamente, a eletroquímica, a hidrodinâmica e a coagulação.

O reator de eletrocoagulação é constituído por uma célula electrolítica com um cátodo e um ânodo.[42] **Ghosh et al.**[43] propuseram a remoção de fluoreto através de um processo de eletrocoagulação da água potável com uma concentração de fluoreto que varia entre 2 e 10 mg L-l, utilizando ligações mono e bipolares. Eles observaram que, em comparação com a conexão monopolar, a conexão bipolar prefere a remoção de flúor. Com a ligação bipolar, o ponto de rutura final sugerido de flúor (1 mg L-l) foi atingido a 625 A m-2 num intervalo de 30 minutos. Além disso, para a ligação mono e bipolar, os custos operacionais são de 0,38 e 0,62 US $ m-3, respetivamente. **Vasudevan et al.**[44] observaram o efeito de uma corrente contínua e de uma corrente alternada na remoção de fluoreto da água, utilizando uma liga de alumínio como cátodo e ânodo. Devido à corrente contínua, foi desenvolvida uma camada de óxido impermeável na superfície do cátodo, onde a corrosão do ânodo ocorre devido à oxidação. Este facto reduziu a eficiência do método, uma vez que a corrente entre o cátodo e o ânodo não podia ser controlada. No entanto, este problema pode ser eliminado utilizando uma corrente alternada. Observou-se que, a pH 7,0, a densidade de corrente de 1,0 A dm-2 , utilizando eléctrodos de liga de alumínio, as eficiências de remoção da corrente alternada e da corrente contínua foram de 93% e 91,5%, respetivamente. O consumo de energia foi de 1,883 e 2,541 kW h kL-1, respetivamente. Além disso, um estudo de temperatura revelou que o processo de eletrocoagulação era espontâneo e exotérmico.

Osmose inversa

No processo de Osmose Inversa, um tanque é separado em duas partes através de uma membrana semi-permeável. Com a ajuda da pressão hidráulica, a água contaminada pode mover-se de um lado para o outro através de uma membrana semi-permeável. A água e as pequenas impurezas podem passar através da membrana, mas os sais e muitos outros contaminantes não podem passar através da membrana semi-permeável. A velocidade do processo de osmose inversa pode ser aumentada através do aumento da pressão osmótica no lado contaminado, permitindo que a água se mova através da membrana semi-permeável do lado impuro para o lado fresco. A eficiência de remoção por este processo atinge 90% ou mais na ausência de impedimento devido a outros iões.

Os dois parâmetros críticos que afectam o desempenho da membrana são o pH e a temperatura, que afectam a eficiência da remoção de fluoreto. Para a purificação da água, a membrana é selecionada com base no custo, temperatura, pressão, recuperação, rejeição de sal e natureza da água a ser testada. No processo de osmose inversa, todos os iões presentes na água são removidos, o que constitui a sua principal desvantagem. Para o crescimento médio do corpo e outros processos metabólicos, os minerais são necessários. No entanto, para a obtenção de minerais, a água tratada tem de ser submetida a uma remineralização, o que a torna dispendiosa.

Nanofiltração.

Entre os vários processos de membrana, devido à elevada seletividade específica da membrana de nanofiltração, esta é considerada a técnica de membrana perfeita para a remoção de fluoreto. O tamanho dos poros das membranas de nanofiltração é ligeiramente mais significativo do que o das membranas de osmose inversa, permitindo um movimento mais fácil tanto do solvente como do soluto. Consequentemente, é necessária uma baixa pressão e o fluxo é rápido na nanofiltração. Observou-se que, na remoção de fluoreto e na dessalinização de algumas águas salobras, **a nanofiltração** deu um resultado superior em comparação com outras técnicas de membrana. Observou-se que, entre duas membranas de nanofiltração comerciais, nomeadamente a NF-270 e a NF-90, a NF-270 reduziu o nível de fluoreto de 10 para 1,5 mg L-l, enquanto a NF-90 reduziu o nível de 20 mg L-l para 0,5 mg L-l. 209 Também foi relatado que o nível de fluoreto poderia ser reduzido de 417,9 mg L-l para menos de 1,5 mg L-l usando membranas BW30 e NF-90.

Processo de adsorção.

O método de adsorção envolve a acumulação de partículas do segmento a granel para o segmento sólido ou líquido e é tratado como um fenómeno de fronteira. Na superfície dos adsorventes, forma-se uma camada de substância, que é conhecida como adsorção. Assim, o método de adsorção pode ser explicado nos seguintes passos. Em primeiro lugar, a acumulação de uma camada de flúor na superfície das partículas de adsorvente a partir da solução heterogénea. O segundo passo envolve a adsorção de iões fluoreto na superfície das partículas adsorventes. A última etapa envolve a difusão intra-partícula, em que o fluoreto adsorvido se desloca para as superfícies internas dos materiais adsorventes porosos. Especificamente, a quantidade de fluoreto adsorvido na superfície do adsorvente por unidade de massa do adsorvente reflecte o grau de purificação da água relativamente à contaminação por fluoreto. O grau de eficiência de um absorvente na remoção de fluoreto depende de factores como a concentração inicial de fluoreto, o tipo de adsorvente utilizado, o pH da água, a existência de iões interferentes e o tempo de contacto. Entre os diferentes métodos de desfluoretação, a adsorção é considerada a mais eficaz para uma população pequena, devido ao seu processo operacional mais direto, à sua conceção simples, à presença de uma variedade de adsorventes e ao custo de instalação comparativamente baixo. No entanto, alguns adsorventes são muito caros, e alguns deles para a desfluoretação não são tecnicamente adequados para as zonas rurais. Além disso, a utilização de alguns adsorventes é limitada devido à sua capacidade de remoção inadequada. A alumina ativa é utilizada em larga escala como adsorvente a nível doméstico e comunitário para remover o fluoreto da água potável. Verificou-se que a utilização de alumina ativa como adsorvente envolve tanto o processo de adsorção como o método de permuta iónica. A utilização de alumina ativa remove eficazmente o fluoreto da água; no entanto, pode também causar efeitos adversos para a saúde. O composto complexo formado entre o alumínio e o fluoreto é reconhecido como a causa da doença de Alzheimer e é também responsável por alguns complexos de saúde. Os hidróxidos férricos, $Fe(OH)_3$, na forma de grânulos, são uma mistura de óxido de ferro (FeOOH) pouco cristalizado, apresentando um resultado positivo na remoção de fluoreto da água potável. A capacidade de adsorção, a eficácia da remoção de fluoreto em circunstâncias experimentais ideais e a capacidade de regeneração de importantes adsorventes são resumidas a seguir. Adsorventes à base de alumínio. A alumina tem sido amplamente investigada e reconhecida como o adsorvente mais eficiente para a desfluoretação da água. Para ser um adsorvente eficiente, tem de ser activada. A pirólise estável ou rápida da gibbsita ou de materiais que contêm gibbsita, como a calcinação rápida, produz alumina activada (AA), uma vez que o óxido de alumínio altamente poroso possui uma elevada área de superfície, a alumina activada é um adsorvente apelativo com maior capacidade de remoção de fluoreto do que outros meios de adsorção. As redes catiónicas que atravessam o cristal de alumina geram uma carga positiva, que atrai espécies aniónicas. A capacidade de adsorção da alumina activada é afetada pela sua forma cristalina e pelo pH da água. O desenvolvimento de complexos de fluoreto é considerado um fator significativo na adsorção de fluoreto através da alumina activada a partir da solução, conforme representado abaixo: A alumina activada pode não ser solúvel na solução aquosa composta por iões fluoreto, resultando na formação de uma variedade de complexos de alumínio e fluoreto e hidroxilalumínio. Os passos da equação de equilíbrio para representar os complexos Al-F são os seguintes:

A13+ + F- # A1F2+ (6) A13+ + 2F- # A1F2 + (7) A13+ + 3F- # A1F3 (8) A13+ + 4F- # A1F4

A formação de complexos dos iões de alumínio específicos juntamente com os iões hidroxilo na solução é representada da seguinte forma:

Al3+ + OH # Al(OH)2+ (10) Al3+ + 2OH # Al(OH)2 + (11) Al3+ + 3OH # Al(0H)3 (12) A13+ + mOH # Al(0H)+3-m (13)

O pH da solução é responsável pela adsorção de fluoreto na alumina activada devido às interações electrostáticas entre a superfície da alumina e as espécies dominantes com fluoreto na solução. **Goswami** e **Purkait**[45] utilizaram alumina ácida para desfluoretar água e verificaram que o pH 4,4 resultou na remoção da maior parte do fluoreto. O processo de adsorção ajustou-se bem ao modelo de Langmuir, mostrando um valor de capacidade de adsorção de 8,4 mg g-1 , enquanto a cinética adoptou um modelo de pseudo-segunda ordem. **Farrah et al.**[46] investigaram a associação entre fluoreto e Al(OH)3 amorfo, alumina ou gibbsita na faixa de pH de 3 a 8 e concentração de fluoreto de 0,1-1,0 mg L-1 . Uma grande quantidade de gel de AI(OH)3 amorfo foi dissolvida formando complexos AlF a um valor de pH de 6 e uma relação global F- : Al de > 2,5 com a distribuição de iões fluoreto regida pelo valor F- de equilíbrio. Uma parte do sólido permaneceu no intervalo de pH 4-7 com rácios F : Al mais baixos, e o F- foi fortemente sorvido da solução. De acordo com os autores, a maior absorção de F- foi observada na faixa de pH de 5,5 a 6,5, que foi de aproximadamente 9 mol kg-1. A absorção de fluoreto foi reduzida a um pH mais baixo devido à produção preferencial de entidades solúveis em AlFx, em que, no pH máximo, o OH- deslocou o ião fluoreto do sólido e a quantidade de ião fluoreto adsorvida nos complexos diminuiu rapidamente para cerca de zero no intervalo de pH de 6 a 8. A absorção de fluoreto flutuou de acordo com a isotérmica de Langmuir a um pH constante (5 e 7,5). Em condições ácidas, a quantidade de substrato transformado em complexos AlFx aumentou à medida que o pH diminuiu e a concentração inicial de fluoreto aumentou. A gibbsita apresentou os mesmos padrões de dissolução que o feldspato, mas foi consideravelmente mais lenta. Este substrato absorveu menos F- (10- 20 mmol kg-1). Muitos investigadores alteraram a alumina activada, química ou termicamente, para melhorar a sua eficácia de adsorção. **Tripathy et al.**[47] sintetizaram alumina activada impregnada com alúmen (AIAA) e descobriram que era mais eficaz na desfluoretação da água. A sua área de superfície foi aumentada pela impregnação de alúmen de 113 m2 g-1 para 176 m2 g-1. A um pH de 6,5, com uma dosagem de adsorvente de 8 g L-l, um tempo de contacto de 180 min e uma concentração inicial de 20 mg L-l em 50 mL de água, o AIAA conseguiu remover 99% do fluoreto. A equação de Bradley revelou que a capacidade de adsorção diminuía à medida que o pH aumentava, relacionando a isoterma e a flutuação nos dados de dosagem do adsorvente. A remoção de fluoreto foi atribuída a uma simples precipitação superficial em vez de adsorção, de acordo com a análise de raios X por dispersão de energia (EDAX). A modesta taxa de adsorção da alumina activada está facilmente disponível para utilização no tratamento de águas em grande escala. A magnésia mostrou algumas caraterísticas promissoras na remoção de fluoreto, embora a sua aplicação como adsorvente seja limitada devido à sua forma de pó. **Maliyekkal et al.**[48] criaram alumina activada com magnésia (MAAA) para combinar as vantagens destes dois materiais e examinaram a capacidade do adsorvente gerado para remover fluoreto. A MAAA, que foi fabricada através da calcinação de alumina impregnada com hidróxido de magnésio a 450 C, tem uma capacidade de adsorção de fluoreto muito superior à da AA. Mais de 95% de remoção de fluoreto ocorreu num tempo de contacto de 180 min e num pH neutro. A produção de Mg(OH)2 com a ajuda da interação da magnésia com a água foi proposta para a adsorção de fluoreto. Os iões fluoreto na água poluída substituíram os iões hidroxilo na rede cristalina da brucite durante a produção de Mg(OH)2 sem perturbar a estrutura cristalina da molécula. De acordo com a equação de Sips, a capacidade máxima de adsorção do MAAA para a remoção de fluoreto foi de 10,12 mg g-1. O intervalo de pH de 5,0-7,5 foi ótimo para a eliminação de fluoreto. Concentrações mais elevadas de bicarbonato e sulfato reduziram a capacidade de adsorção de fluoreto. Como eluente, foi utilizada uma solução de hidróxido de sódio a 2% para regenerar o MAAA com flúor

Adsorvente à base de cálcio

Devido à elevada afinidade do fluoreto e à sua biocompatibilidade no corpo humano, vários investigadores estudaram adsorventes à base de cálcio para remover o fluoreto. **Gandhi et al.**[49] investigaram o pó de giz como adsorvente de fluoreto. Devido à sua elevada porosidade, o pó de giz foi selecionado como adsorvente. A adsorção de fluoreto no pó de giz mostrou um comportamento linear para a concentração de fluoreto, a dosagem de adsorvente e a duração do contacto em investigações de adsorção em lote. As isotérmicas cinéticas mostraram os modelos de pseudo-primeira ordem e de segunda ordem, e os dados de adsorção ajustaram-se bem aos modelos de Langmuir e Freundlich. Na natureza, o processo de adsorção é exotérmico e espontâneo. Foi também examinada a eficácia da cal viva estimulada e da cal viva convencional sob a forma de adsorventes na remoção de fluoreto. Quando o teor original de fluoreto era de 50 mg L-l, a remoção de fluoreto da solução sintética foi de 80,6% nas condições óptimas. De acordo com o modelo de Langmuir, a melhor eficiência de adsorção de fluoreto na cal rápida activada foi de 16,67 mg g-1. De acordo com os exames XRD e os gráficos SEM, a eliminação de fluoreto deveu-se principalmente à quimisorção e à precipitação. PO4 3- > SO4 2- > NO3 - foram os aniões que diminuíram a adsorção de fluoreto, por esta ordem.

Gogoi e Dutta[50] transformaram o pó de calcário por via hidrotérmica utilizando ácido fosfórico. As medições FTIR e XRD revelaram que a hidroxiapatite (HAP) foi produzida durante o tratamento hidrotérmico. O adsorvente tratado hidrotermicamente tinha uma capacidade de adsorção de 6,45 mg g-1. O modelo isotérmico foi utilizado para governar o processo através da adsorção física de iões fluoreto na HAP em interação. De acordo com os dados, foi observada uma cinética de segunda ordem. O processo de adsorção provou ser espontâneo, endotérmico e irreversível de acordo com a análise termodinâmica. **Jayarathne et al.**[51] utilizaram apatite natural para a adsorção de fluoreto. Verificou-se que o pH do método de adsorção era muito importante e que o pH ideal para a remoção máxima era 6. A adsorção aumentou com o aumento da dosagem de adsorvente devido ao aumento do número de sítios de adsorção, o que também é ilustrativo. Com um tempo de contacto de 10 minutos, a adsorção máxima foi obtida a pH 6 para uma solução contendo 15 mg L-l de fluoreto. O modelo de Langmuir foi adequado para ajustar os dados de adsorção, que indicaram um valor de capacidade de adsorção de 0,212 mg g-1. A cinética de pseudo-segunda ordem foi observada nos dados experimentais. Com base nos factores físicos que influenciaram a complicada química do flúor na água, o desempenho de diferentes adsorventes pode variar. Adsorvente à base de óxido/hidróxido.

De acordo com muitos estudos, observou-se que os óxidos/hidróxidos metálicos têm uma elevada capacidade de adsorção de fluoreto[52] **Kumar et al.**[53] utilizaram hidróxido férrico granular (GFH) para a adsorção de fluoreto. A 25 C e pH na gama de 4-8, a remoção de fluoreto mais notável foi de 7 mg g-1. A isoterma suportou a isoterma de Langmuir e a análise cinética indicou que a difusão nos poros rege a isoterma de pseudo-primeira ordem. A presença de iões fosfato teve o impacto mais significativo na adsorção de fluoreto na GFH, seguida dos iões carbonato e sulfato. **Tang** e **Zhang**[54] sintetizaram e analisaram óxidos bimetálicos Ce-Fe com uma estrutura de poros hierárquica e uma boa eficiência de remoção de fluoreto. Foram utilizados XRD, XPS e HRTEM para determinar as propriedades do adsorvente. A capacidade máxima de desfluoretação foi observada como sendo de 60,97 mg g-l. O modelo de Langmuir explicou bem os dados experimentais e a análise cinética mostrou o modelo de pseudo-segunda ordem. Os iões carbonato tiveram o impacto mais significativo na adsorção, seguidos dos iões nitrato, bicarbonato, sulfato e cloreto. **Hussain et al.**[55] investigaram a eficácia da adsorção de fluoreto pelo óxido hidratado de metal triplo Mg(III)-Al(III)- La(III) co-precipitado. Na gama de pH de 2-12, o adsorvente removeu eficazmente 98,28% de fluoreto de uma solução de fluoreto de 20,66 mg L-l. A adsorção foi endotérmica e adequada ao modelo de Langmuir. Além disso, a adsorção seguiu o modelo de pseudo-segunda ordem.

O adsorvente pode ser facilmente regenerado com uma combinação de metanol e HCl até 95,71% de recuperação. Com base nos factores físicos que afectam a complicada química do flúor na água, o desempenho de diferentes adsorventes pode variar. Os adsorventes à base de carbono têm sido explorados para remover o flúor, dado que o carbono possui uma forte afinidade com os aniões fluoreto. **Karthikeyan** e **Elango**[56] utilizaram grafite em adsorventes para remover o fluoreto da solução. A adsorção óptima de fluoreto foi conseguida a um valor de pH baixo e a uma temperatura elevada. Os dados de adsorção ajustaram-se aos modelos de Freundlich e Langmuir, tendo sido observado o modelo de pseudo-primeira ordem. De acordo com a termodinâmica, a adsorção é uma reação exotérmica. O carvão ativado impregnado de zirconilo foi criado por **Joshi et al.**[57] A semente de Lapsi (Choerospondias axillaris) forneceu o carvão ativado. A desfluoretação máxima foi descoberta na gama de pH de 3-4 após uma duração de contacto de 3 horas. Os resultados da isoterma de adsorção corresponderam bem ao modelo de isoterma de Langmuir. **Machunda et al.**[58] investigaram a desfluoretação da água utilizando carvão ativado de cascas de coco. Foram efectuados estudos em lotes para determinar como os diferentes adsorventes afectavam a eficiência da adsorção. A gama ácida favoreceu a adsorção, com a maior adsorção de 58,4% encontrada a um valor de pH de 2. Os modelos de Freundlich e Langmuir foram uma excelente combinação para explicar a adsorção de fluoreto no carvão ativado de cascas de coco. Com base nos factores físicos que afectam a complicada química do fluoreto na água, o desempenho de diferentes adsorventes pode variar. Vários materiais naturais têm sido utilizados como adsorventes para remover o flúor da solução, incluindo sujidade, quitosano, argila e zeólito, devido à sua grande área de superfície, durabilidade mecânica e química, disposição em crivos moleculares e uma gama diversificada de caraterísticas superficiais e estruturais. A capacidade da argila e dos seus minerais para eliminar o flúor foi amplamente demonstrada por vários investigadores. De acordo com **Peter**[59] , o solo rico em bauxite possui uma maior eficiência de adsorção em comparação com o solo rico em caulinite. Tanto no solo rico em caulinite como no solo rico em bauxite, o solo ativado apresentou uma capacidade de adsorção extraordinária em comparação com o solo não ativado. A baixas concentrações de fluoreto, o solo rico em bauxite foi mais eficiente do que a altas concentrações de fluoreto. Devido aos locais positivos melhorados e estabilizados, a argila enriquecida com magnésio tem uma eficácia de adsorção superior à da argila em bruto, segundo **Atasoy** e **Sahin.**[60] Além disso, a calcinação altera as propriedades da argila. Com base nos factores físicos que afectam a complicada química do flúor na água, o desempenho de diferentes adsorventes pode variar. Adsorventes de origem agrícola e de biomassa. Nos últimos anos, os produtos da agricultura e da biomassa têm sido amplamente utilizados pelos cientistas para remover o flúor da água. Estes materiais são amplamente utilizados na prática devido à sua acessibilidade generalizada, biodegradabilidade natural e viabilidade comercial. Foram efectuados vários estudos para modificar adsorventes à base de plantas através de um produto químico adequado para melhorar a eficiência da remoção de fluoreto. **Singh et al.**[61] examinaram a capacidade de adsorção de fluoreto do bagaço de cana-de-açúcar numa experiência de adsorção em lote. Foram investigados a duração do contacto, o pH, a temperatura, a dosagem de adsorvente e a concentração inicial de fluoreto. A maior adsorção de fluoreto foi determinada em 4,12 mg g-1. A taxa de adsorção de fluoreto foi altamente caracterizada pela teoria da isoterma de Redlich-Peterson e pela equação de pseudo-segunda ordem. O parâmetro termodinâmico indicou que o processo de adsorção é endotérmico. Para a desfluoretação da água potável, **Pandey et al.**[62] produziram biomassas a partir de Tinospora cordifolia. O valor de pH de 7, a dosagem de adsorvente de 7 g/50 mL e 120 minutos de duração do contacto foram determinados como sendo as melhores condições. As isotérmicas de Langmuir e Freundlich reflectiram com precisão os resultados experimentais. A ligação do flúor foi encontrada em várias gamas de frequência utilizando a análise do espetro FT-IR. Com base nos factores físicos que afectam a complicada química do flúor na água, o desempenho de diferentes adsorventes pode variar. Adsorventes à base de materiais de construção. Vários estudos investigaram a capacidade de remoção de fluoreto de vários materiais de construção, incluindo pó de tijolo, cimento, cinzas secas, areia e betão, com e sem tratamento e modificação. A capacidade do cimento hidratado para eliminar o fluoreto da água potável foi investigada por **Bibi et al.**[63] Com um período de contacto de 60 minutos e uma dosagem de adsorvente de 30 g L-l, o adsorvente demonstrou ter uma eficácia de remoção de fluoreto de 80% a pH 7. 1,72 mg g-1 foi determinado como a absorção máxima de fluoreto. Uma vez que o adsorvente é acessível, não foi necessária qualquer regeneração. Utilizando testes de adsorção em lote, **Kagne et al.**[64] examinaram o potencial do cimento hidratado para remover fluoreto de uma solução aquosa em diferentes intervalos. Descobriram que o cimento hidratado removia quantidades consideráveis de fluoreto numa vasta gama de pH (3-10). As isotermas de Freundlich e Langmuir transformadas linearmente foram ajustadas com sucesso pelos dados experimentais recolhidos nos estudos de adsorção em lote. Foi tratado química e termicamente para utilização como adsorvente. Foram examinados diferentes parâmetros através da realização de experiências em lote, incluindo o pH, o fluoreto inicial e a dose de adsorvente. Observou-se que os dados experimentais da areia activada se ajustavam bem à isoterma de Freundlich e à sorção multicamada. Com base nos factores físicos que influenciaram a química complexa do flúor na água, o desempenho de diferentes adsorventes pode variar. Adsorventes à base de nanomateriais. O avanço da nanotecnologia no cenário atual tem inspirado os investigadores. A área da nanotecnologia envolve a síntese, o desenvolvimento e a classificação de partículas de dimensão nanométrica, geralmente com um tamanho de 1 a 100 nm, que se tem revelado uma via muito ativa para os investigadores purificarem a água contaminada. **Patel et al.**[65] misturaram nanopartículas de CaO através do método solgel. A capacidade de adsorção foi de 92% com uma dose de 0,6 g L-l, uma duração de contacto de 30 minutos e uma concentração inicial de fluoreto de 100 mg L-l. O modelo de Freundlich e o modelo de pseudo-primeira ordem foram os que melhor se ajustaram aos resultados experimentais. A reação foi espontânea e endotérmica, de acordo com os parâmetros termodinâmicos. A absorção de fluoreto é provavelmente causada por um processo de troca iónica, que produz CaF2 através da substituição de iões OH- por iões F- a partir de nanopartículas de CaO. Com a adição de NaOH 0,1 M ou HCl 0,1 M, é possível obter uma dessorção de 95% devido ao intervalo de pH ajustado entre 2 e 12. Devi et al.378 exploraram o nano-MgO para a adsorção de fluoreto. Utilizando uma dose de 0,6 g L-l, a eficácia da adsorção atingiu 90% para o nano-MgO. A disponibilidade de iões OH- influencia a adsorção de fluoreto através do nano-MgO. A adsorção de fluoreto foi negligenciável devido às variações de pH e à ocorrência de outros iões. Observou-se também que os dados de equilíbrio seguiam o modelo de Freundlich em vez do modelo de Langmuir, sugerindo que a adsorção multicamada seguia o modelo de pseudo segunda ordem. O estudo de regeneração mostrou que o HCl 1 M era o material adequado para a remoção de fluoreto com uma capacidade de dessorção de 95% e o NaOH 2 M tinha 25% de regeneração do adsorvente. **Kumar et al.**[66] realizaram experiências em lote com o parâmetro pH, aniões coexistentes, temperatura e tempo de contacto para sintetizar nanoalumina para a eficiência da remoção de fluoreto. Foram utilizados XRD, EDX, FTIR e SEM para analisar as caraterísticas estruturais da nanoalumina. Os resultados obtidos demonstraram que, a 25 C e a um pH de 6,15, foi removido um fluoreto de 14 mg g-1. O processo de adsorção revelou um modelo de pseudo segunda ordem e seguiu o modelo de Langmuir. Na presença de iões carbonato, sulfato e fosfato, a eficácia de adsorção da nanoalumina foi aumentada.

CAPÍTULO 10

DESFLUORETAÇÃO ATRAVÉS DE MEDIADORES BIOLÓGICOS

Biossorção

Devido às restrições associadas às abordagens tradicionais de desfluoretação, o tratamento microbiano ou a biossorção de F- tornou-se uma alternativa economicamente viável e ecologicamente benéfica nos últimos anos. Foram criados numerosos adsorventes de fluorose esquelética para a desfluoretação de águas subterrâneas, que podem ser divididos em várias categorias, incluindo bactérias, algas, fungos e produtos agrícolas. Tem havido um aumento constante do interesse em ultrapassar os muitos desafios tecnológicos que impedem os sistemas de biossorção de serem comercialmente viáveis.

Métodos	Vantagens	Desvantagens
Precipitação/ coagulação	Método estabelecido, amplamente utilizado método	Necessidade de uma dose química elevada, eficácia moderada, o sal de alumínio produz lamas, impacto na saúde devido à solubilidade do alumínio
Adsorção	Material adsorvente disponível localmente, de elevada eficiência, económico	Dependente do pH, competição iónica, necessidade de regeneração, eliminação de lamas carregadas de fluoreto
Troca de iões	Remove o flúor até 90-95%, mantém o sabor e a cor da água intactos	Concorrência iónica, custo mais elevado
Diálise	Bom potencial	Incrustação da membrana, é necessária uma limpeza frequente, a tecnologia não está suficientemente madura para ser aplicada em grande escala
Electrodialise	Técnica eficaz, sem necessidade de produtos químicos, funciona numa vasta gama de pH	Maior consumo de energia, necessidade de mão de obra especializada
Osmose inversa	Técnica eficaz	Incrustação da membrana, consumo de energia
Eletroquímica	Boa eficiência	Processo dispendioso, maior consumo de energia, necessidade de substituição frequente do ânodo
Nanotecnologia	Técnica eficaz	Processo dispendioso
Biotécnicas	Económica, de elevada eficiência, amiga do ambiente, não necessita de regeneração	Decomposição/degradação de biossorventes

A relação custo-eficácia, a disponibilidade, a praticabilidade e a eficiência de desfluoretação de um tipo específico de bio adsorvente desempenham um papel importante na sua seleção. Os contaminantes ligados à biomassa são frequentemente erradicados e os bio-adsorventes são repetidamente rejuvenescidos. Os bioadsorventes granulares são úteis porque funcionam de forma semelhante às resinas de permuta iónica. Foi observada biomassa de algas não vivas com capacidades de adsorção de F mais excelentes, como Ulva fasciata, 407 Spirogyra IO2, 408 Spirogyra IO1,409 e Nostoc sp. BTA394. A biomassa morta é preferível aos micróbios vivos porque requer menos cuidados e nutrientes. Embora **Mukherjee et al.**[67] tenham utilizado microalgas vivas Nostoc sp. (BTA934) para remover fluoreto, a desfluoretação utilizando espécies vivas de microalgas é pouco comum.

Bioremediação

A bioremediação de estirpes bacterianas que utilizam F- está ainda em curso. Diferentes mecanismos de resistência, nomeadamente a bioacumulação e a biotransformação, permitem que algumas espécies bacterianas tolerem concentrações mais elevadas de F-. No entanto, existem poucos relatórios sobre a possível bioremediação de F- utilizando células bacterianas vivas. Acinetobacter sp. RH5, Pseudomonas aeruginosa e KX926492 são as estirpes bacterianas utilizadas para a desfluoretação bem sucedida de águas residuais. A complexação do ião F- pode ser possibilitada por elementos funcionais críticos nas moléculas de biomassa, como o acetamido e o carboxilo sulfidrilo. A absorção ativa de iões F- por ionóforos é seguida pela criação de complexos fluorados orgânicos/inorgânicos no citoplasma durante a desfluoretação com bactérias. Os iões F- são transportados para o vacúolo celular e depositados como complexos ou iões F- permitidos na segunda etapa. Tanto a produção de biomassa como a taxa de absorção específica de F- são afectadas pela concentração de iões F-.414 Os fungos são mais adequados para a desfluoretação do que as bactérias porque têm ciclos de multiplicação mais curtos e processos de crescimento mais naturais. A biomassa fúngica tem uma elevada proporção de componentes da parede celular, que aumentam a sua área de superfície e a diversidade de grupos funcionais, apoiando a sua capacidade de biossorção. As classes de fungos com desfluoretação incluem possivelmente o Pleurotus ostreatus.

O potencial de desfluoretação também foi impulsionado pelos resíduos produzidos e processados a partir de produtos agrícolas, como frutos e culturas. Os resíduos agrícolas têm composições químicas únicas, incluindo lípidos e hemicelulose, e são rentáveis e ecológicos. Alguns grupos funcionais nestes polímeros promovem a ligação de F através da biossorção.

Fitorremediação

A fitoremediação é uma abordagem de remediação eficiente e de baixo custo para descontaminar os solos de contaminantes. De acordo com a sugestão de **Agarwal** e **Chauhan**[68] , a maior bioacumulação de F- de 9,948 mg kg-1 foi encontrada nas folhas de Hordeum vulgare diversidade RD 2052, enquanto a menor bioacumulação de F- de 6,302 mg kg-1 foi encontrada nos grãos de

Hordeum vulgare diversidade RD 2052 na presença de 18 mg kg-1 NaF.

Métodos integrados

Os métodos integrados, que combinam dois ou mais procedimentos para melhorar a eficiência da descontaminação por F, estão a ganhar força em comparação com a utilização de uma única tecnologia. Quando a raiz germinada de Amaranthus foi submergida em água contaminada com F contendo 0,1 mM, 1 mM e 10 mM de FeC13, **Kapenja et al**[69] . mostraram um aumento na coagulação de F. Após apenas 12 horas, a eficiência de remoção foi de 20%, 37% e 40%, respetivamente, mas era de apenas 10% sem a planta. O desenvolvimento de um revestimento de óxido de Fe(III) na superfície da raiz pode melhorar a eficácia da remoção ao conter moléculas orgânicas e CO2. Quando alterada com vários consórcios microbianos**, a P.juliflora**[70] foi esclarecida como tendo um fator de bioacumulação na gama de 0,12 a 3,3.418 A partir de uma concentração inicial de 20 mg L-l, a abordagem SABA utilizando folhas e cascas de Citrus limetta juntamente com as bactérias baixou o nível F para menos de 1,5 mg L-l.

Contaminação das águas subterrâneas

A contaminação das águas subterrâneas com flúor é atualmente um dos problemas globais mais importantes, uma vez que esta contaminação é natural e inevitável. A fluorose é uma doença endémica em climas tropicais, mas apenas até certo ponto. A elevada concentração de fluoreto na água em extensas faixas geográficas está associada a rochas vulcânicas, sedimentos de origem marinha em regiões montanhosas e rochas graníticas e gnáissicas. Esta contaminação ocorre devido a dois factores principais, que se referem a fontes geogénicas e antropogénicas.

Fonte geogénica

O fluoreto está presente em várias rochas da crosta terrestre, apresentando um valor médio de 625 mg kg-1. O aumento do teor de fluoreto nas águas subterrâneas é atribuído a vários processos geológicos. As fontes geotérmicas, as actividades vulcânicas, os processos tectónicos, a meteorização e outros processos geológicos que envolvem o contacto entre a rocha e a água são as principais vias de contaminação por fluoreto. A concentração de fluoreto na água está positivamente associada a iões como o cloreto e o fosfato, enquanto que a do ião cálcio é negativa. A geração de água com a perda de água do sistema por evaporação foi estudada utilizando dados isotópicos como os isótopos de carbono (C), oxigénio (O) e hidrogénio (H). Além disso, foi determinado como os vários aquíferos estão ligados e como o clima influencia a concentração de fluoreto. Após muita investigação, verificou-se que as fontes geogénicas de contaminação por fluoreto são a principal razão para a exposição da população devido à ingestão de águas subterrâneas poluídas com fluoreto. Vários minerais, como a fluorite, o topázio e as suas rochas-mãe, incluindo o granito, o basalto e o xisto, libertam fluoreto nas águas subterrâneas. A mobilização de fluoreto através da lixiviação das rochas e da utilização excessiva das águas subterrâneas é a causa principal da contaminação por fluoreto. O solo e as rochas são fontes naturais de fluoreto. Além disso, a lixiviação natural, que ocorre durante a percolação da água através do solo e das rochas, desempenha um papel essencial na contaminação das águas subterrâneas. Existem também algumas formas indirectas de contaminação das águas subterrâneas, incluindo o armazenamento de água entre o solo e as rochas durante muito tempo, a evaporação da água e a utilização de sistemas de irrigação durante um período prolongado. O ião fluoreto pode ocupar o lugar do ião hidróxido, substituindo-o na estrutura mineral, uma vez que estes dois iões têm carga negativa e são quase semelhantes em tamanho. A modificação dos minerais das rochas e a descarga do composto dissolvido ocorrem por processos geoquímicos devido à exposição das rochas a agentes atmosféricos como a água. A dissolução dos minerais que contêm fluoreto nas rochas é acelerada pela temperatura e pelo tempo de residência. Quando a alcalinidade da água subterrânea é elevada, os iões hidroxilo substituem rapidamente os iões fluoreto em minerais como a mica, o elite e os anfibólios. Além disso, muitos minerais de bicarbonato e sódio aumentam a concentração de fluoreto na água subterrânea. A possibilidade de dissolução de fluoreto aumenta quando as águas subterrâneas ricas em cálcio se transformam em águas subterrâneas ricas em sódio.

Em condições médias de temperatura e pressão, o fluoreto de hidrogénio e o fluoreto de sódio são suficientemente solúveis, enquanto o fluoreto de cálcio e de magnésio são pouco solúveis. A condutividade hidráulica dos aquíferos, a circulação das águas subterrâneas e vários outros processos geoquímicos regulam o avanço da concentração de fluoreto nas águas subterrâneas e nos minerais que contêm F. Após um estudo pormenorizado, verificou-se que a concentração de fluoreto também se altera com a mudança do nível das águas subterrâneas. A presença de argila também tem impacto na dissolução de fluoreto nas águas subterrâneas porque pode reduzir a condutividade hidráulica e aumentar o tempo de residência da água nos aquíferos. O fluoreto, com um teor de quase 295 ppm, também está presente no carvão. Nas zonas húmidas, o nível de fluoreto é menos proeminente porque recebem chuvas maciças, o que acaba por diluir o nível de fluoreto em grande medida. As erupções vulcânicas também contribuem com fluoreto para as águas subterrâneas. As cinzas vulcânicas que contêm fluoreto são libertadas durante as erupções vulcânicas, que ocorrem durante a precipitação. Além disso, devido à elevada solubilidade das cinzas vulcânicas, estas entram facilmente em contacto com as águas subterrâneas. Mesmo depois de terminada a atividade vulcânica, a concentração de fluoreto permanece elevada na água e na relva circundantes durante muitos anos.

Fontes antropogénicas

Os factores antropogénicos podem potencialmente aumentar o nível de fluoreto nas águas subterrâneas, como a utilização de fertilizantes fosfatados contendo fluoreto, rodenticidas, fumigantes, herbicidas e insecticidas. A poluição por fluoreto pode também ser causada pela combustão de carvão, cinzas secas e emissões de partículas de fluoreto das indústrias do aço, alumínio, vidro e azulejos. As actividades antropogénicas, como a combustão do carvão, a utilização extensiva de fertilizantes contendo fosfato na agricultura e o fabrico de cimento, produzem geralmente fluoreto em grande escala. Indústrias como o fabrico de semicondutores, as centrais eléctricas a carvão e as fundições de alumínio libertam águas residuais enriquecidas com fluoreto. Em comparação com a água natural, as concentrações de fluoreto nestes efluentes industriais são muito elevadas, variando entre 10 e 1000 ppm.85 Observou-se que a utilização de fertilizantes contendo fosfato de uma forma não científica é uma das principais fontes antropogénicas de contaminação das águas subterrâneas com fluoreto. Os fertilizantes superfosfatados utilizados para aumentar a produtividade agrícola contribuem com quase 0,34 ppm de fluoreto. A região próxima das indústrias de fornos de tijolos tem uma concentração elevada de fluoreto nas águas subterrâneas.

CAPÍTULO 11

CONTAMINAÇÃO POR FLUORETO NA ÍNDIA

A ocorrência de fluoreto nas águas subterrâneas indianas em vários estados de Andhra Pradesh, Rajasthan, Haryana, Uttarpradesh, Madhya Pradesh, Gujarat, Maharashtra, Tamilnadu e Karnataka foi bem documentada. Na Índia, foi detectada pela primeira vez no distrito de Nellore, em Andhra Pradesh, em 1937. Cerca de 62 milhões de pessoas, incluindo 6 milhões de crianças, sofrem de fluorose devido ao consumo de água com elevada contaminação por fluoreto.

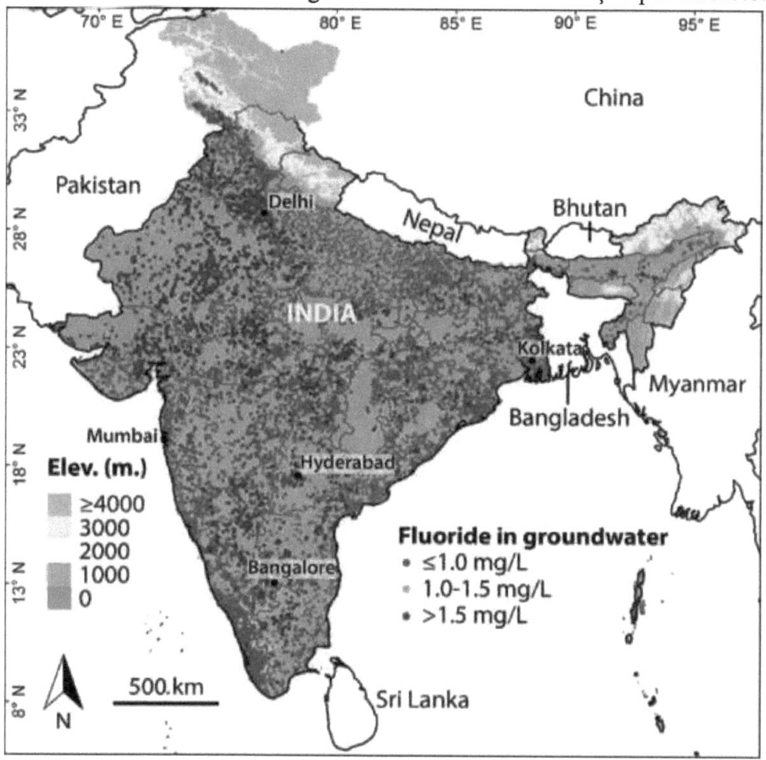

Contaminação por flúor em Andhra Pradesh

Andhra Pradesh é o estado mais proeminente da Índia contaminado com flúor. Em Andhra Pradesh, no distrito de Nellore, na região de Udayagiri Taluk, as aldeias têm uma elevada concentração de fluoreto na água potável. São elas Turkapalli 4,01 ppm e Pakeerpalem 4,00 ppm, Varikunta padu 6,74 ppm, Bijjam palli 2,92 ppm, Masi peta 2,37 ppm, Singa reddy palli 2,98 ppm, Boda banda 3,47 ppm, Kolangadi palli 5,12 ppm, Gangi reddy palli 4,43 ppm, Basine palli 3,12 ppm. A contaminação por flúor na parte sudeste do distrito de Ranga reddy, em Andhra Pradesh. O distrito endémico de Andhra Pradesh indicou que as águas subterrâneas ricas em fluoreto presentes nos poços localizados a jusante e perto das águas superficiais estão a receber pouco fluoreto. A concentração de fluoreto em amostras de águas superficiais e subterrâneas foi determinada em oito aldeias de Andhra Pradesh, na Índia. Entre estas aldeias, foram recolhidas e analisadas trinta e oito amostras para determinação do teor de fluoreto, juntamente com o PH, a condutividade eléctrica, o total de sólidos dissolvidos (TDS), a dureza total, a alcalinidade total, os cloretos, os sulfatos e os nitratos. As concentrações de fluoreto nas amostras de águas superficiais e subterrâneas variaram entre 0,5 e 9,0 mg/l.

Foi investigada a qualidade das águas subterrâneas na bacia do rio Varaha, localizada no distrito de Visakhapatnam, em Andhra Pradesh. Os dados químicos obtidos sobre as águas subterrâneas sugerem que o número de amostras de águas subterrâneas apresenta um teor de fluoreto superior ao limite de segurança. Alguns factores responsáveis pela ocorrência de fluoreto nas águas subterrâneas são a evapotranspiração, o longo tempo de contacto da água e os fertilizantes agrícolas. As concentrações de fluoreto em amostras de águas subterrâneas foram determinadas em Uravakonda, distrito de Anantapur de Andhra Pradesh. As concentrações de fluoreto nas amostras de águas subterrâneas destas aldeias variaram entre 0,5 e 7,2 mg/l. Contaminação por fluoreto nas águas subterrâneas em partes do distrito de Kudupa, Andhra Pradesh. A concentração de fluoreto nas águas subterrâneas desta região variou entre 0,226 e 3,52 mg/l. Em Andhra Pradesh, nas receitas de Kandukur, a concentração de iões fluoreto em todas as amostras de água potável variou entre 1,22 e 3,09 mg/l e entre 1,4 e 4,6 mg/l. Na zona de Gunthakal, no distrito de Ananthapur, a água potável tem um nível de fluoreto entre 0,18 e 2,00 mg/l. Foi determinada uma concentração de fluoreto entre 1,1 e 5,8 mg/l na água potável da área de Kommala, distrito de Warangal em Andhra Pradesh.

Distribuição **espacial** do fluoreto **em Andhra**

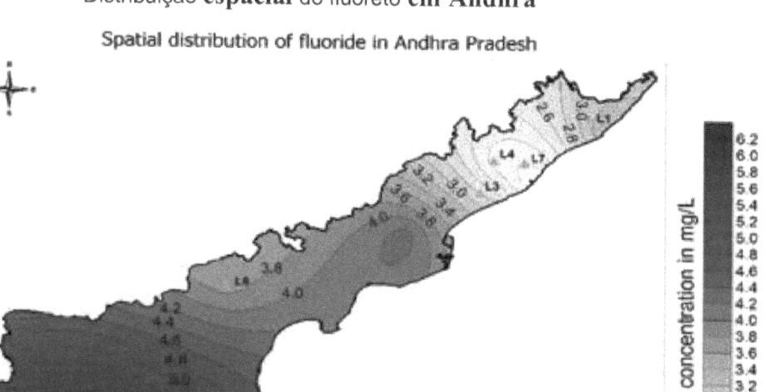

Contaminação por fluoreto em Tamil Nadu

O Estado de Tamil Nadu tem um grave problema de contaminação por fluoreto. Em Tamilnadu, a concentração mais elevada de fluoreto nas águas subterrâneas regista-se em Dharmapuri, Krishnagiri, Salem, seguido dos distritos de Coimbatore, Madurai, Trichy, Dindugal e Chidambaram. Os distritos com baixo teor de flúor são Thirunelveli, Puthukotai, North Arcot e Ramnad. Em Dharmapuri, na região de Garimangalam, a disponibilidade de fluoreto nas águas subterrâneas varia entre 0 e 2mg/l. Observa-se um excesso de fluoreto superior ao limite admissível de 1,5 mg/l nas zonas de K.vetrapatti e Karukanchavadi (Dhinagaran, Central Ground Board, 2009). 22% das amostras têm uma concentração mais elevada de fluoreto (> 1,5 mg/l) em partes de Edapadi, Attayam patti e Jalakandapuram. Observa-se que a maioria das amostras é caracterizada por uma concentração mais elevada de NO2, SO4 e F do que o limite permitido pelo BIS.

No distrito de Cuddalore, o taluk de Chidamparam tem uma maior concentração de fluoreto nas águas subterrâneas. A concentração máxima de fluoreto foi observada em 2,6 ppm nas seguintes aldeias: North Pichavaram, Senjicherry, Kanagarapattu, Keezhaperambai no distrito de Cuddalore. A concentração de fluoreto da água potável de várias fontes nas áreas abrangidas variou entre 0,47 e 6,6 ppm. A concentração média de fluoreto na água potável no distrito de Vellore, na região de Danakonda palli e madanancheri, com 2,1 e 1,1 ppm na água potável, e em Dharmapuri, na região de Chinna Kuppam (1,8 ppm), Papireddi patty TP (1,7 ppm), Pattukoanam Patti (4,6 ppm). Distrito de Krishnagiri, na região de Alapatti (1,9 ppm), periamuthur (2,9 ppm), Khammam palli (1,7 ppm), distrito de Salem, na região de Viruthasam patti (1,2 ppm), Ramreddi patti (1,1 ppm), Chittur (1,3 ppm). Distrito de Erode, na região de Villarasam Patti (1,1 ppm), Chinnam palayam (0,6 ppm)

A zona industrial de Ambattur, na cidade de Chennai, foi altamente contaminada por fluoreto. Dez habitações diferentes foram selecionadas para o estudo e comparadas. A concentração de fluoreto na gama de 0,8 a 1,4 mg/l foi encontrada em 10 localizações diferentes da zona industrial de Ampatture. A concentração de fluoreto nas águas subterrâneas da zona de Tirupur e Coimbatore varia entre 0 e 2 mg/l, com um valor médio de 0,9 e uma mediana de 0,6 mg/l. A concentração era superior a 1,5 mg/l em oito locais de Tirupur e Coimbatore. Verificou-se que os blocos do distrito de Coimbatore, situado na parte ocidental da zona de estudo, continham 180 a 2 600 mg/kg de F- (Handa, 1975). No distrito de Thoothokudi, na região do bloco de Ottapidaram, a concentração de fluoreto variava entre 0,936 e 4,34 mg/l, com o nível mais elevado de fluoreto em Ackkanicken Patti (4,34 mg/l) e o mais baixo em Saminatham (0,936 mg/l).

O nível de fluoreto inferior a 1,0 mg/l foi observado em 3,28% em duas localidades (Rajavinkovil e Saminatham), entre 1 e 1,5 mg/l foi de 14,75% em nove localidades e o nível de fluoreto superior a 1,5 mg/l foi de 81,97% em cinquenta localidades. O número máximo de aldeias (21 amostras) situa-se na região de concentração de fluoreto entre 1,5 e 2,0 mg/l. No distrito de Tirunelveli, em Tamilnadu, na região do bloco de Sankarankovil, onde a concentração de fluoreto na água potável é mais elevada, das 50 aldeias, apenas 24 contêm fontes de água com fluoreto dentro dos limites. As restantes 26 aldeias tinham as suas fontes de água potável contaminadas com excesso de fluoreto. Entre elas, as amostras de quatro aldeias, nomeadamente Achampatty, Melavayil, Kelavayil e Supplapuram, têm mais de 3mg/l de fluoreto. Entre estas, a maior concentração de fluoreto foi observada em Supplapuram e os valores foram de 3,84 mg/l. O nível mais baixo de fluoreto (0,66 mg/l) foi determinado em Nainapuram.

No distrito de Dindigal, alguns blocos com maior incidência de fluoreto (>1,2 mg/l) foram registados nos blocos de Dindigal, Nilakkotai, Palani e Vedasandur. A elevada concentração de fluoreto nas águas subterrâneas foi identificada na região de Palacode, no distrito de Dharmapuri, em Tamilnadu, onde é a única fonte de água potável, em que a concentração de fluoreto nas águas subterrâneas destas aldeias variava entre 1,4 e 2,4 mg/l, causando fluorose dentária e fosqueamento dos dentes, entre as pessoas em geral e as crianças. No distrito de Salem, algumas partes com contaminação por fluoreto foram comparadas entre a pós-monção e a pré-monção. O nível máximo de fluoreto na estação pré-monção foi de 4,20 mg/l e o nível máximo de fluoreto na estação pós-monção foi de 0,36 mg/l nas águas subterrâneas.

Em comparação com a variação do nível de fluoreto em ambas as estações, a pré-monção apresentava uma concentração elevada de fluoreto nas águas subterrâneas, devido à meteorização e lixiviação da maior disponibilidade de minerais contendo fluoreto no solo.

A contaminação por fluoreto foi observada no distrito de Madurai, na região de Thirunagar, devido ao facto de as pessoas da zona e as crianças em idade escolar terem fluorose dentária. A concentração de fluoreto na água subterrânea foi determinada em quatro Panchayats do distrito de Vellore, em Tamilnadu, onde esta é a única fonte de água potável. A prevalência da fluorose dentária e da fluorose esquelética foi determinada entre a população de Narasingapuram panchayat do bloco de Alangayam, distrito de Vellore, onde a concentração de fluoreto na água potável varia entre 2,35 e 4,59. No distrito de Tiruchirappalli, foram registadas concentrações de fluoreto na água potável entre 0,45 e 2,09 mg/l. Em Tamilnadu, o bloco Pappireddipatti de Dharmapuri tem um teor de fluoreto entre 1 e 14 mg/l.

Distribuição espacial do fluoreto em Tamil Nadu

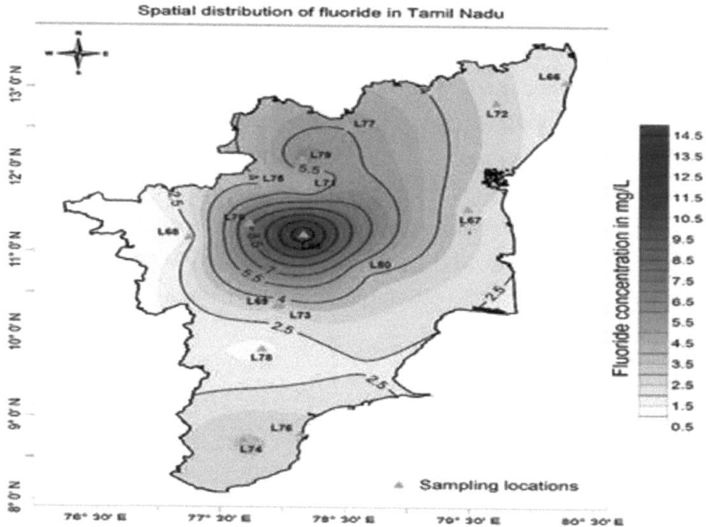

Contaminação por flúor em Gujarat

A concentração de fluoreto nas águas subterrâneas varia consoante os distritos da região norte de Gujarat. Varia de 0,99 a 5,48 ppm no distrito de Sabarkantha, de 1,96 a 10,85 ppm no distrito de Patan, de 3,82 a 12,08 ppm no distrito de Mehsana e de 2,77 a 6,64 ppm no distrito de Banaskan. Cerca de 80% das amostras de águas subterrâneas do distrito de Sabarkantha contêm fluoreto acima do limite máximo permitido e 20% estão apenas dentro do limite de segurança (0,99 a 1,25 ppm). No distrito de Patan, cerca de 95% das amostras de águas subterrâneas contêm fluoretos acima do limite máximo admissível, no distrito de Mehsana também 95% das amostras têm um nível de fluoreto mais elevado e no distrito de Banaskan 92% das amostras têm fluoretos acima do nível máximo admissível. Em Gujarat, o número de habitações afectadas pelo flúor aumentou de 2 826, em 1992, para 4 187, em 2003. Nas águas subterrâneas de Gujarat, a concentração de fluoreto nestas aldeias variava entre 1,5 mg/l e 18,90 mg/l

A população do taluka de Kheralu, no distrito de Mehsana, corre riscos de saúde devido ao excesso de flúor presente na água potável. Este bloco é rico em agricultura, mas depende muito das águas subterrâneas, tanto para irrigação como para água potável. Durante o século passado, a utilização em grande escala das águas subterrâneas para irrigação fez com que as fontes de água subterrânea diminuíssem. Como resultado, a região de Kheralu taluka enfrenta problemas como a dissolução de fluoretos e outros sais dissolvidos na água potável. O processo de deterioração da qualidade das águas subterrâneas continua inabalável e uma proporção cada vez maior da população é afetada pela fluorose. Em Kheralu taluka, foram recolhidas amostras de água de 60 aldeias, entre as quais a maior parte das amostras de água apresenta uma elevada contaminação por fluoreto acima do limite permitido. O problema da qualidade das águas subterrâneas tem aumentado em muitas zonas geográficas devido a processos ambientais naturais e a actividades humanas no ecossistema. A contaminação hidrogeoquímica das águas subterrâneas com fluoreto foi investigada no distrito de Mehsana, no estado de Gujarat. No distrito de Mehsana, alguns locais estão contaminados com flúor. São elas Bhatson, Bhandu, Dabhoda e Pamol.

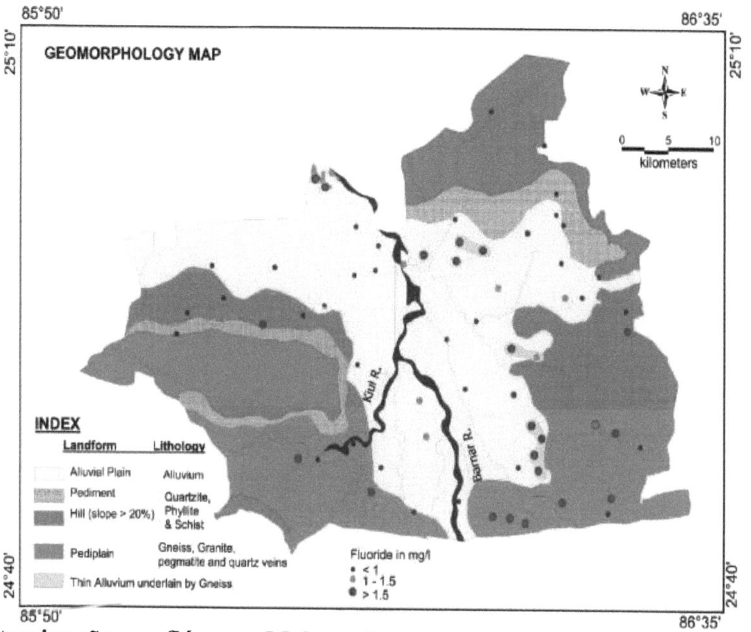

Contaminação por flúor em Maharashtra

A ocorrência de fluoreto foi observada nas águas subterrâneas da área de Pandharkawada, no distrito de Yavatmal, em Maharashtra. As seguintes aldeias têm uma concentração elevada de fluoreto nas águas subterrâneas: Chikhaldara 0,48 mg/l, Mohadari 0,34 mg/l, Runjha 0,61 mg/l, Khatara 4,81 mg/l, Sonurli 3,03 mg/l, Karanji (phul pod) 2,45 mg/l, Wadhona (Bk) 5,76 mg/l, Wadhona (Kh) 5,75 mg/l, Dharna 13,41 mg/l, Sakhra 11.9 mg/l, Nilgiri 3,50 mg/l, Ganeshpur 2,84 mg/l, Wai 3,02 mg/l, Datpari 2,91 mg/l, Pimpri 0,90 mg/l, Gevrai munch 4,81 mg/l, Marathwakdi 1,0 mg/l, Dhoki 1.77 mg/l, Shushri 5,95 mg/l, Pendhari 2,88 mg/l, Tembhi 1,58 mg/l, Washa 1,77 mg/l, Arli (Bk) 0,61 mg/l, Pimpershenda 1,01 mg/l, Karegaon 0,30 mg/l. A contaminação por fluoreto foi observada na bacia do rio Gad em Maharastra. Os seguintes blocos têm uma concentração de fluoreto nas águas subterrâneas: bloco de Deualwadi (2,4 mg/l), Humrat (4,9 mg/l) e Kalmath (2,5 mg/l). Em Maharashtra, as águas subterrâneas do bloco de Chandrapur têm uma concentração de fluoreto superior a 1,5 mg/l. As amostras de água foram recolhidas em poços abertos e furos de 27 locais diferentes. As amostras de água recolhidas têm uma concentração de fluoreto entre 1,0 e 3,0 ppm. A avaliação da concentração de fluoreto foi efectuada no rio Godavari e nas águas subterrâneas da cidade de Nanded, em Maharashtra. As pessoas correm riscos para a saúde devido ao excesso de fluoreto presente na água potável acima do limite permitido (1,5 mg/l). Assim, as pessoas são afectadas por muitas doenças, nomeadamente fluorose dentária e esquelética e alguns casos de morte. O flúor foi encontrado na faixa de 0,43mg/l a

2,0mg/l. Na cidade de Nanded, a concentração de fluoreto na água da torneira municipal e nas águas subterrâneas é superior a 1,5 mg/l.

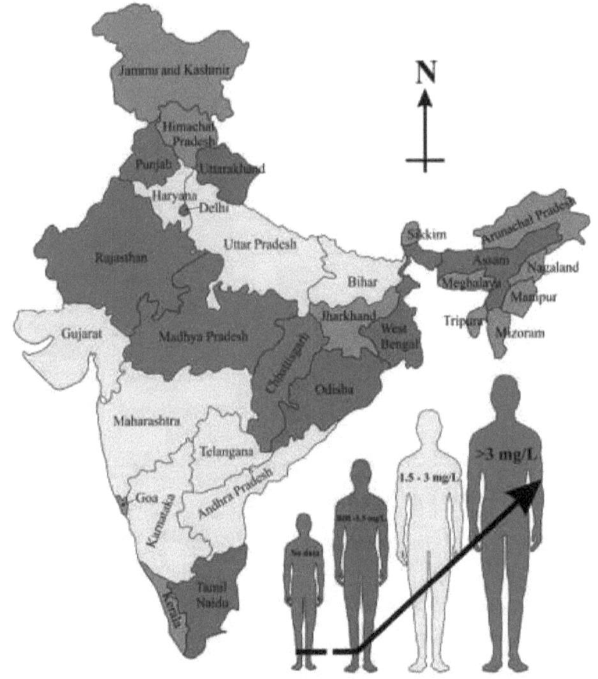

Contaminação por flúor no Rajastão

No norte do Rajastão, muitas zonas foram contaminadas pelo excesso de flúor na água potável. As seguintes zonas apresentam uma elevada contaminação por fluoreto na água potável, com uma concentração de fluoreto entre 4,78 e 1,01 mg/l. Algumas partes do Rajastão apresentam risco de fluorose endémica, enquanto a concentração de fluoreto na água potável é superior a 1,5 ppm. Foi efectuado um estudo sobre a distribuição e os riscos para a saúde dos contaminantes de fluoreto nas águas subterrâneas em 1030 habitações do distrito de Bhilwara, no centro do Rajastão. Foram recolhidas e analisadas 1030 amostras para determinar a concentração de fluoreto. O teor de fluoreto nestas aldeias varia de 0,2 a 13,0 mg/l.

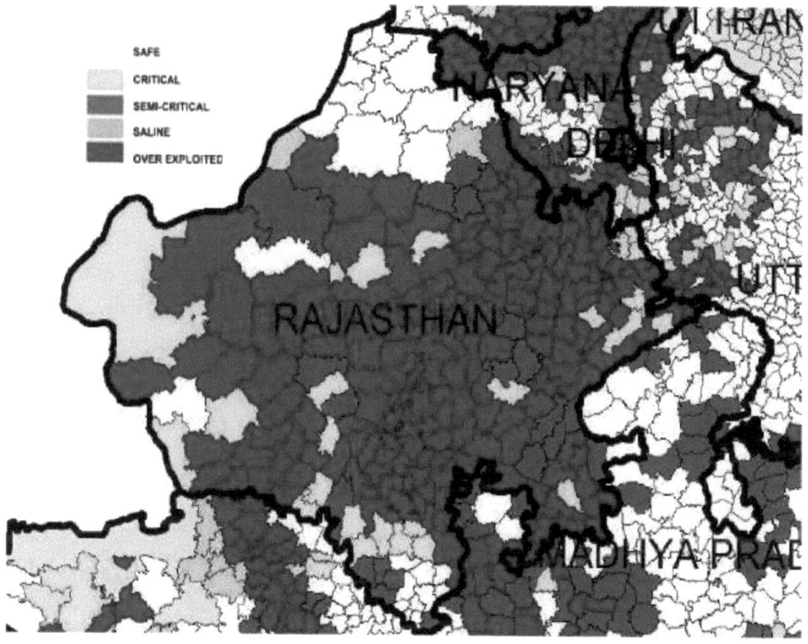

Foi observada a distribuição de fluoreto nas águas subterrâneas e foi efectuado um levantamento da fluorose dentária nas aldeias de Didwana Tehsil do distrito de Nagaur, no centro do Rajastão, na Índia. Foram recolhidas 54 amostras de água e o fluoreto foi determinado por elétrodo de fluoreto Orion. A concentração de fluoreto no Tehsil varia entre 1,1 e 8,5 mg/l. A concentração máxima de fluoreto foi registada na aldeia de Didwana (8,4 mg/l). A área de captação do canal Indira Gandhi tem uma concentração de fluoreto na água potável entre 2,50 e 4,48 mg/l, as aldeias da área de captação do canal Bhakra têm uma concentração de fluoreto entre 1,00 e 5,75 mg/l, as aldeias da área de captação do canal Gang têm uma concentração de fluoreto entre 1,50 e 3,50 mg/l. A avaliação da qualidade das águas subterrâneas da zona de Nawa Tehsil apresenta uma elevada contaminação por fluoreto, entre 14,62 e 24 ppm. A contaminação por flúor nalgumas aldeias do distrito de Nagaur era de Todas 3,81 ppm, Lalas 5,13 ppm, Khorandi 4,17 ppm.

Contaminação por flúor em Bengala Ocidental

A avaliação dos riscos potenciais da contaminação por fluoreto na água potável foi registada em Bengala Ocidental, na Índia. As seguintes aldeias têm uma elevada contaminação por fluoreto nas águas subterrâneas: Mogra com contaminação por fluoreto entre 0,11 e 0,96 ^g/ml, Chanditala-II (0,03-1,12 ^g/ml), Haripal (0,07-1,05 ^g/ml), Tarakeshwar (0,07-1,00 ^g/ml), Dhaniakhali

(0,02-1,00 ug/ml) [95]. Em Bengala Ocidental, as águas subterrâneas ricas em flúor foram registadas no distrito de Birbhum. A ocorrência de águas subterrâneas ricas em fluoreto nas aldeias de Asanjola, Madhabpur e Narayanpuram do distrito de Birbhum em Bengala Ocidental, nas quais foi detectada uma concentração elevada de 1,2 a 20,9 mg/l de fluoreto. A distribuição de fluoreto foi investigada nas águas subterrâneas do campo de carvão de Raniganj, em Bengala Ocidental, na Índia. A concentração de fluoreto varia de 0,20 a 1,6 mg/l. As populações do distrito de Bankara, em Bengala Ocidental, são afectadas por fluorose dentária e esquelética devido à elevada concentração de fluoreto na água potável. O distrito de Purulia, em Bengala Ocidental, tem uma concentração de fluoreto entre 0,07 e 2,27 mg/l.

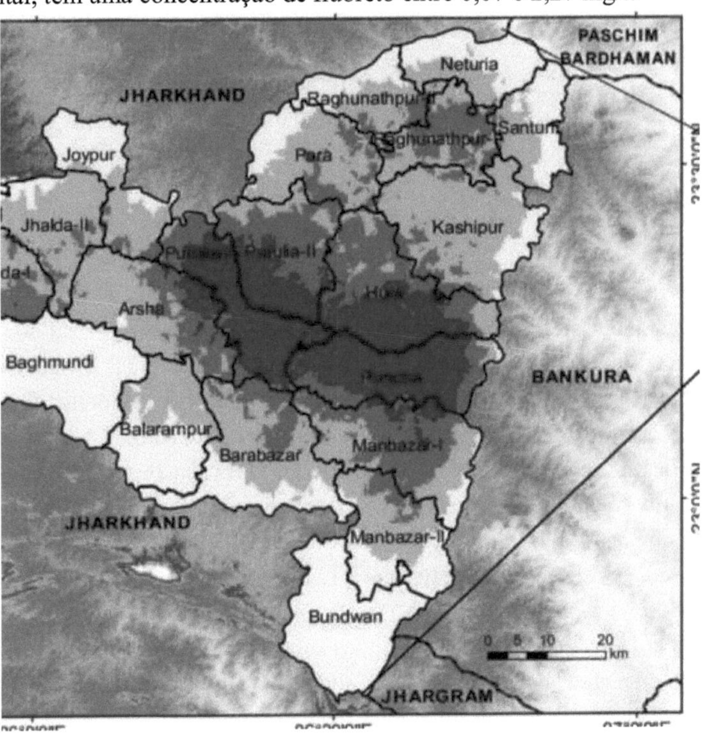

Contaminação por flúor no Uttar Pradesh

Em Uttar Pradesh, os distritos de Makur e Unno registam uma elevada concentração de fluoreto na água potável. No bloco de Makur, verificou-se que a concentração de fluoreto nas águas subterrâneas variava entre 1,05 e 13,9 mg/l. Esta concentração excedeu os limites máximos desejáveis de 1,0 mg/l de fluoreto na água potável, tal como estabelecido pelo BIS.

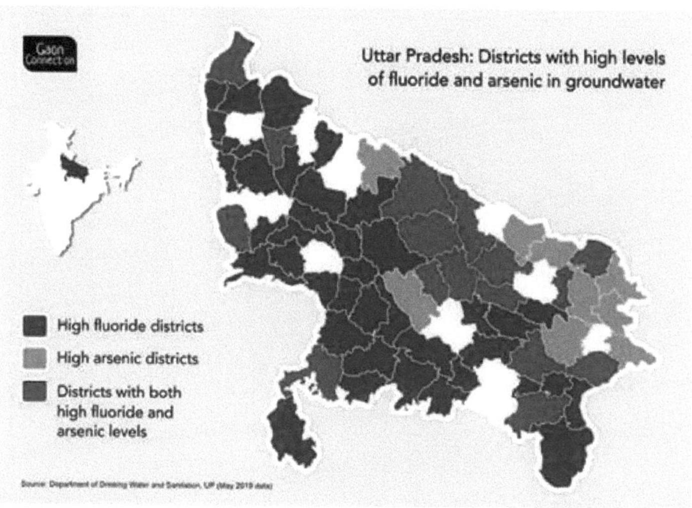

Contaminação por flúor no Karnataka

Em Karnataka, os distritos de Kolar e Tumkur têm uma elevada concentração de fluoreto na água potável. A concentração de fluoreto no distrito de Kolar varia entre 0,36 e 3,34 mg/l e a concentração de fluoreto no distrito de Tumkur varia entre 0,78 e 5,35 mg/l. Libertação de fluoreto nas águas subterrâneas na zona de Ilkal, no distrito de Bagalkot, em Karnataka, foram recolhidas amostras de água de poços, poços escavados, minas, galerias de infiltração, lagos e rios para a medição do fluoreto. A concentração de fluoreto nas amostras de água varia entre 0,1 e 6,5 mg/l. O bloco Ilkal do distrito de Bagalkot, habitação de Benakandoni, tem uma concentração elevada de fluoreto de 6,5 mg/l. Hathiguddur, no distrito de Gulbarga, tem um nível de flúor de 7,4 mg/l, enquanto em Farhatabad se observou 5,75 mg/l. O distrito de Bellary apresentou uma ampla gama de concentrações de fluoreto. As aldeias de Sanavaspur e Tekalakota têm 7,4 mg/l, enquanto

Kurugodu e Verupayur têm valores tão baixos como 0,95 mg/l. Amostras de águas subterrâneas

recolhidos em 50 locais diferentes do taluk de Jamakhaneli, a concentração de fluoreto variava entre 0,062 e 0,061 ppm

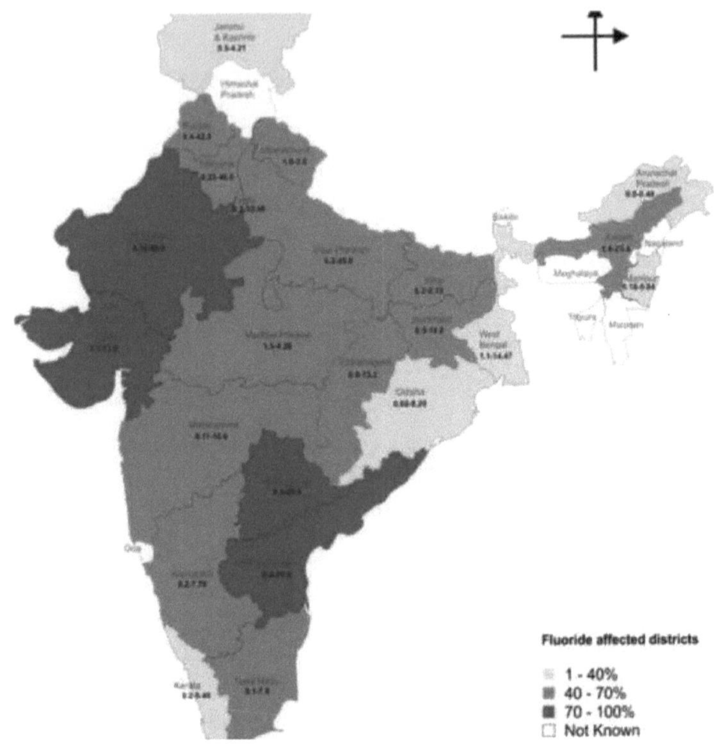

Contaminação por flúor em Kerala

Kerala, enquanto Estado, tem apenas um problema ligeiro com a concentração de fluoreto em comparação com outros Estados indianos. Em Palakkad, os níveis de fluoreto variaram entre o limite de deteção e 1,8 mg/l e a concentração de fluoreto em Alappuzha variou entre 0,3 e 1,6 mg/l.

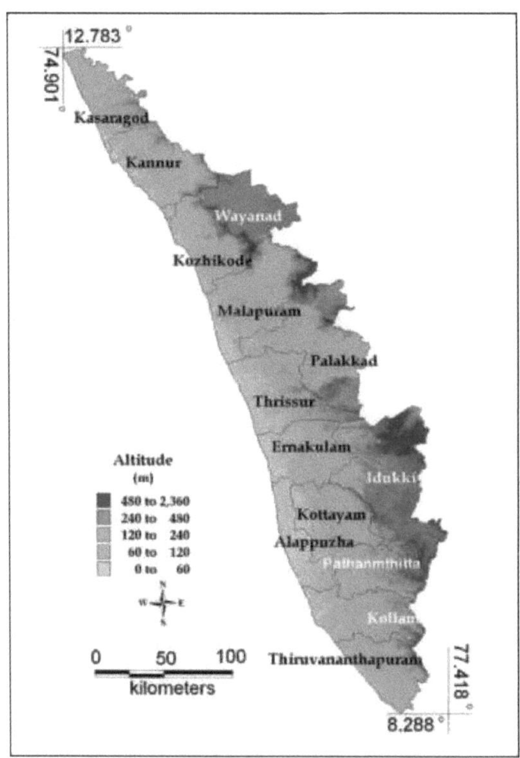

Contaminação por flúor em Assam

A concentração de fluoreto foi registada nas águas subterrâneas de pequenos jardins de chá no distrito de Sonitpur, Assam, na Índia. A concentração de fluoreto nas amostras de água dos jardins de chá variou de 0,6 a 5,602 ppm. Foram colhidas 30 amostras de água em diferentes locais do distrito de Tinsukia e os níveis de fluoreto variaram entre 0,0912 e 0,2283 mg/l. O distrito de Lukhimpur de Assam, entre seis jardins de chá, está contaminado com flúor. O nível de fluoreto varia entre 0,39 e 1,06 mg/l. No distrito de Nalbari, em Assam, a água potável tem uma concentração de fluoreto entre 0,02 e 1,56 mg/l.

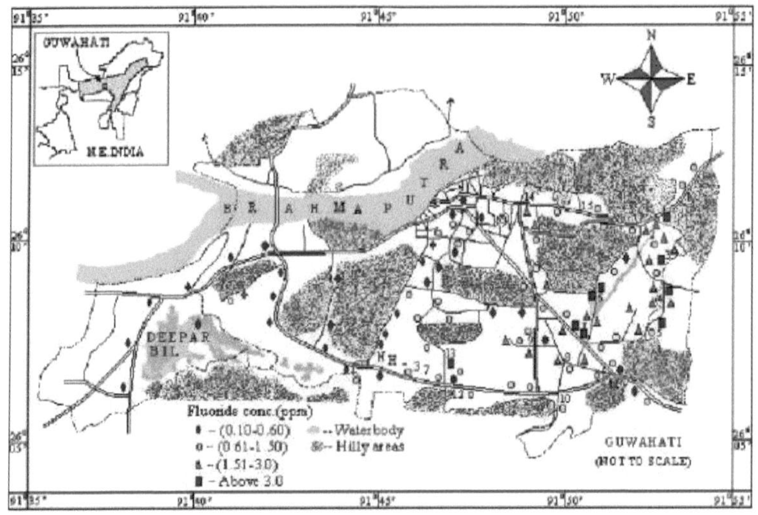

Contaminação por flúor em Chattisgarh

Foi registada uma contaminação por fluoreto nas águas subterrâneas da área de Tamnar, distrito de Raigarh, no estado de Chattisgarh. Por conseguinte, as populações deste distrito correm o risco de sofrer de fluorose dentária.

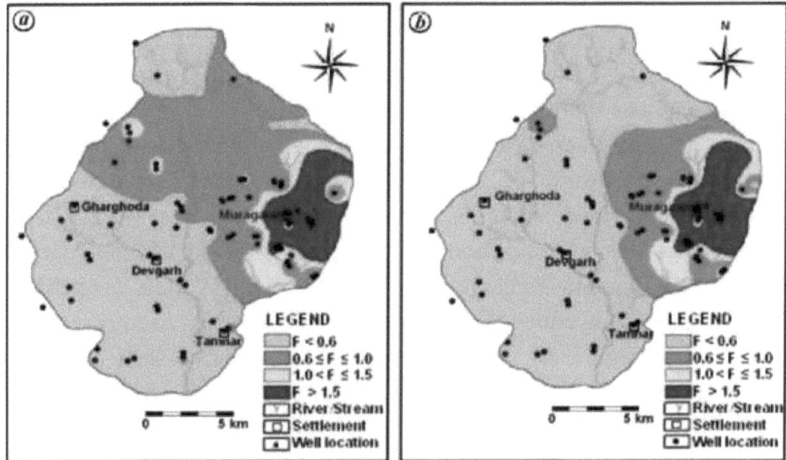

Contaminação por flúor em Haryana

Haryana é um dos estados com fluorose na Índia. Avaliação do fluoreto na lavagem gasta das destilarias de Haryana. As amostras de águas residuais foram recolhidas nas zonas das destilarias de Haryana. As amostras apresentavam uma concentração de fluoreto entre 1,95 e 2,32 mg/l. Verificou-se que a concentração de fluoreto era superior aos limites admissíveis em sete locais. O valor mais elevado de 19,36 mg/l foi observado em Korawal. Na cidade de Panipet, em

Haryana, a contaminação por fluoreto situa-se entre 6,6 e 7,5 mg/l. As amostras de água potável da cidade de Dabwali, no distrito de Sirsa, em Haryana, apresentam uma concentração de fluoreto entre 0,90 e 34,50 mg/l. A ocorrência de fluoreto na água subterrânea foi quantificada em cinco aldeias de
Bloco de Hodal, distrito de Faridabad, Haryana. A concentração de fluoreto em Hodal
na gama de 1,0 a 40,0 mg/l.

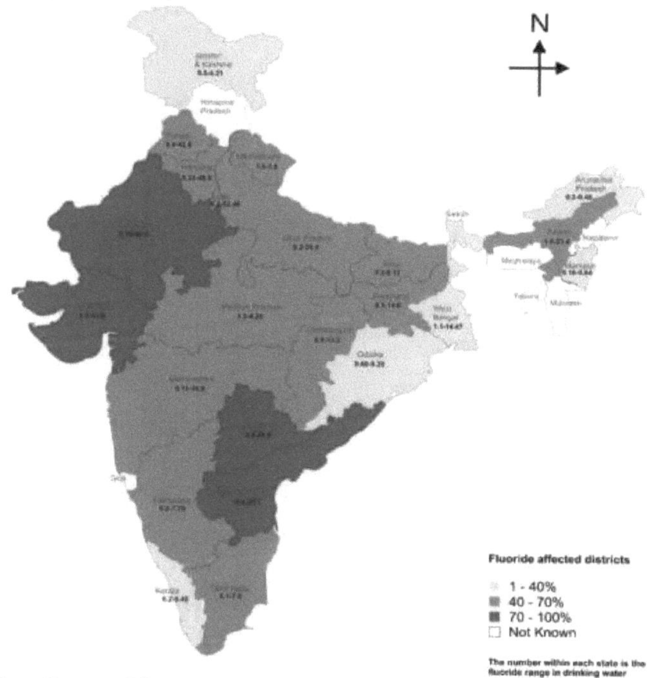

Contaminação por flúor em Orissa

Na Índia, Orissa é um dos Estados contaminados pelo flúor. Em Orissa, o distrito de Nayagarh registava uma elevada contaminação por fluoreto na água potável. No distrito de Nayagarh, muitas aldeias estão contaminadas com fluoreto entre 0,3 e 10,1 mg/l nas águas subterrâneas. Delineação de águas subterrâneas contaminadas com flúor em redor de uma fonte termal no distrito de Nayagarh, em Orissa.

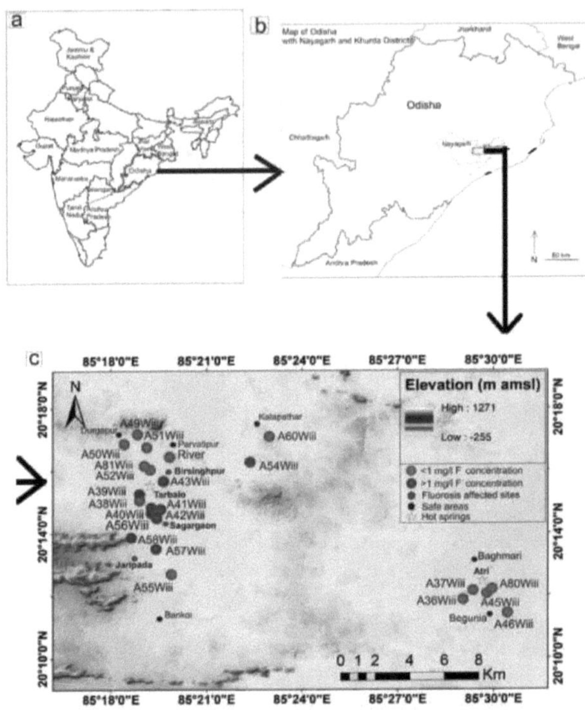

A concentração de fluoreto varia de 0,2 a 12,7 mg/l nas águas subterrâneas. O método hidrogeoquímico foi utilizado para controlar a elevada concentração de fluoreto nas águas subterrâneas na área do bloco Boden de Orissa. A concentração de fluoreto na área do bloco Boden de Orissa varia de 0,0 a 6,4 mg/l. A contaminação por fluoreto no distrito de Angul, em Orissa, deve-se à libertação de fluoreto de várias indústrias. Por isso, procedeu-se à avaliação do flúor. Foram recolhidas 18 amostras de água subterrânea em diferentes locais (poço aberto e poço tubular). Foi registado um teor de fluoreto na água potável entre 0,2 e 2,4 mg/l. O distrito de Balasore, em Odisha, é uma das zonas de contaminação por fluoreto na Índia. Os dados mostram que muitas das pessoas nesta região de Odisha têm fluorose dentária ou esquelética. As zonas de Chakulia, Kunnarpur e Nuagun registam uma contaminação por fluoreto entre 0,6 e 5,83 mg/l.

Contaminação por flúor em Jharkhand

Contaminação por fluoreto em fontes de água subterrânea no distrito de Palmu, Jharkhand. Foram recolhidas amostras de águas subterrâneas de diferentes partes do distrito de Palmu. A concentração máxima de fluoreto (4,2 mg/l) foi observada no bloco de daltongani. A intoxicação crónica por fluoreto sob a forma de fluorose dentária e esquelética foi estudada em cinco aldeias do distrito de Palamau, em Jharkhand. Das 238 amostras de água potável, principalmente de águas subterrâneas, a maioria apresentava concentrações elevadas de fluoreto susceptíveis de causar riscos para a saúde da comunidade. Entre estas, uma amostra de água tem uma concentração elevada de fluoreto de 12 mg/l. Em Jharkhand

No Estado, as amostras de água do distrito de Garhwa são analisadas quanto ao teor de fluoreto na água potável. Neste bloco de Garhwa foram recolhidas 4012 amostras de água, das quais 295 (7,4%) foram testadas em laboratório para analisar a concentração de fluoreto. A concentração de fluoreto na água potável varia entre 0,018 e 5,92 mg/l. Os blocos de kharaundhi e untari têm uma concentração elevada de fluoreto.

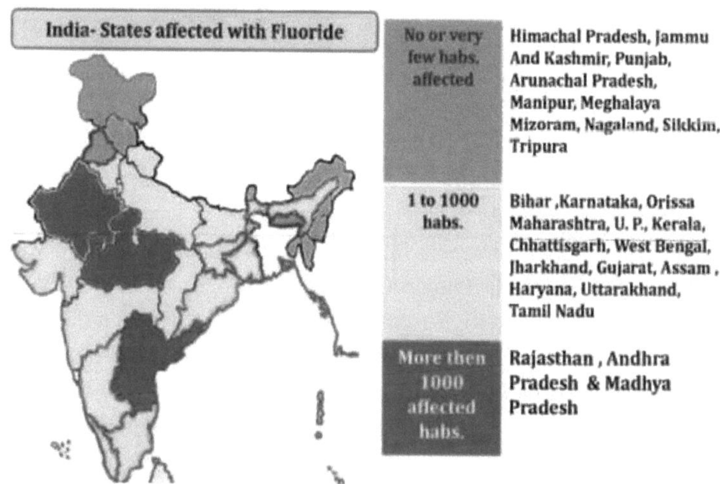

Contaminação por flúor em Himachal Pradesh

Himachal Pradesh é um dos estados da Índia contaminados por fluoreto. A qualidade da água das nascentes termais no distrito de Mandi, na zona habitacional de Tattapani, é água salobra com uma CE que varia entre 1480 e 9700 ^s/cm e uma concentração de fluoreto que varia entre 1,03 e 1,66 mg/l.

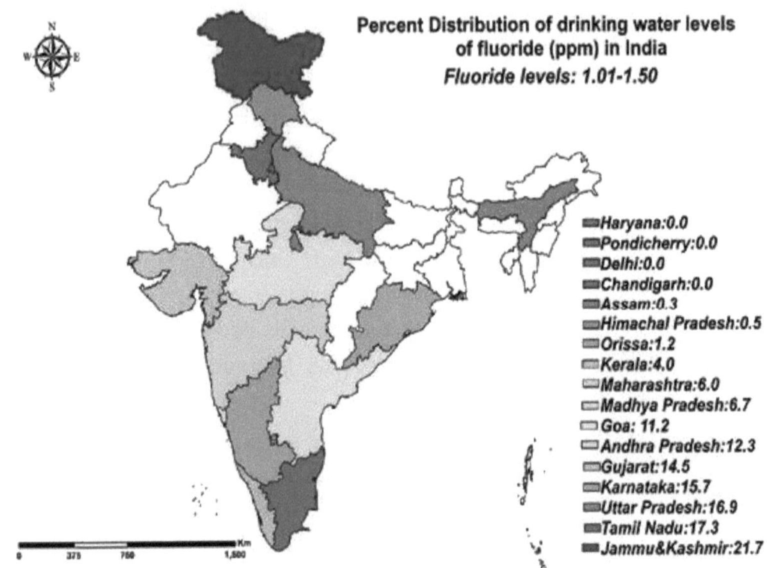

Contaminação por flúor no Punjab

Ministério dos Recursos Hídricos, Governo da Índia, treze estados da Índia foram identificados como afectados pela fluorose devido à presença de minerais naturais com flúor no subsolo. O Punjab (Bhatinda e Sangrur) é um deles. O valor máximo de fluoreto de 22,6 mg/l foi registado em kachikhanuri no distrito de Sangrur. Foi observada contaminação por fluoreto nas águas subterrâneas da aldeia de Kalalanwala no leste do Punjab. A concentração máxima de fluoreto foi de 22,8 mg/l. No Punjab, muitos blocos apresentam contaminação por fluoreto acima do limite permitido (1,5 mg/l), nomeadamente **Amritsar, Bhatinda, Faridkot, Firozpur e Gurdaspur**.

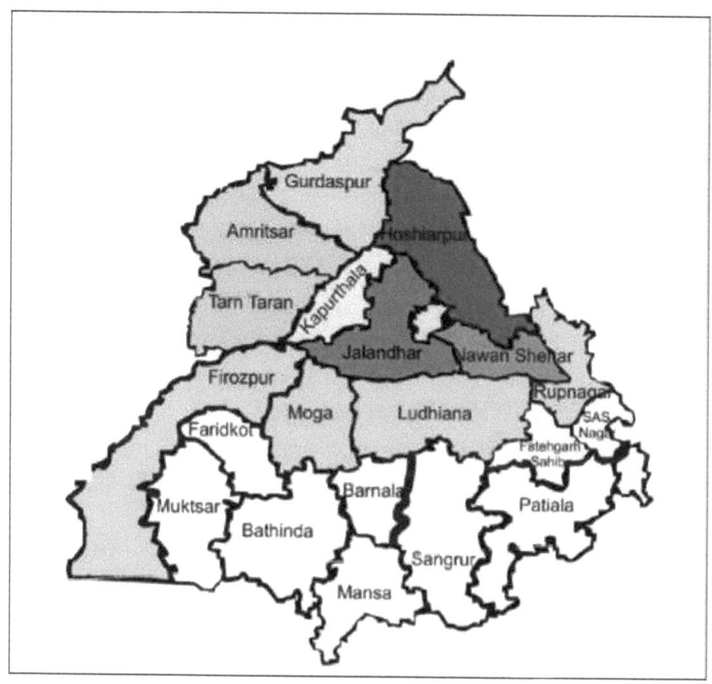

Nível de fluoreto no Punjab

BIBLIOGRAFIA

1. **Davis SN, Deweist RJM**. Hydrogeology. Nova Iorque, NY, EUA: John Wiley and Sons; 1966. pp. 96-128.

2. **Organização Mundial de Saúde**. Diretrizes para a qualidade da água potável, Genebra: Organização Mundial de Saúde; 1984.

3. **Sompura K.** Study on prevalence and severity of chronic fluoride intoxication in relation to certain determinants of fluorosis. Tese de doutoramento, Universidade ML Sukhadia, Udaipur (Rajasthan) 1998.

4. **Choubisa SL**. Fluorose endémica no sul de Rajasthan, Índia. Fluoride 2001;34(1):61-70. **Choubisa SL**. Fluoreto na água potável e sua toxicose em tribos, Rajasthan, Índia. Proc Natl Acad Sci India Sect B Biol Sci 2012;82(2):325-30. doi: 10.1007/s 40011-012-0047-8.

5. **Choubisa SL**. Some observations on endemic fluorosis in domestic animals of Southern Rajasthan (India). Vet Res Commun 1999;23(7):457-65.

6. **Choubisa SL**. Fluoridated ground water and its toxic effects on domesticated animals residing in rural tribal areas of Rajasthan, India. Int J Environ Stud 2007;64(2):151-9.

7. **Choubisa SL.** Toxicose por flúor em animais domésticos herbívoros imaturos que vivem em áreas endémicas de água com baixo teor de flúor em Rajasthan, Índia: um estudo observacional. Fluoride 2013;46(1):19-24.

8. **Choubisa SL.** Bezerros bovinos como bio-indicadores ideais para água potável fluoretada e fluorose osteo-dental endémica. Environ Monit Assess 2014;186:4493-8. doi: 10.1007/s 10661-014-3713- x. Epub 2014 Mar 27

9. **Piddennavar Renuka, Krishnappa Pushpanjali**. Revisão sobre técnicas de desfluoretação da água. Jornal Internacional de Engenharia e Ciência 2013; 2(3):86 -94.

10. **Meenakshi, R.C Maheshwari.** Fluoreto na água potável e sua remoção. Journal of hazardous material 2006; 137(1):456-463.

11. **Dr. Shikha Modi, Ranjeeta Soni.** Méritos e deméritos de diferentes tecnologias de desfluoretação da água potável. Jornal de Ciência Ambiental, Toxicologia e Tecnologia Alimentar 2013; 3(2):24- 27.

12. **PS Teotia, M Teotia e KP Singh.** Highlights of Forty years of research on endemic skeletal fluorosis in India (Destaques de quarenta anos de investigação sobre fluorose esquelética endémica na Índia). 4th International Workshop on Fluorosis prevention and defluoridation of Water. 107 a 125. Acedido em 17-05-2014.

13. **Thivya C, Chidambaram S, Rao MS, Thilagavathi R, Prasanna MV, Manikandan S**. Assessment of fluoride contaminations in groundwater of hard

rock aquifers in Madurai district, Tamil Nadu (India). Ciência da Água Aplicada. 2015 Jul: 1-3.
14. **Chandra S.** Textbook of community dentistry. Jaypee Brothers Publishers; 2002.
15. **M. Watanabe, Y. Yoshida, M. Shimada e K. Kurimoto,** Br.J. Ind. Med., 1975, 32, 316-320
16. **D. Henschler, W. Butter e J. Patz,** em Calcium Metabolism, Bone and Metabolic Bone Diseases, ed. F. Kuhlencordt e H. **P. Kruse**, Springer Verlag, Berlim, 1975, cap. 18, pp. 111-121. F. Kuhlencordt e H. P. Kruse, Springer Verlag, Berlim, 1975, cap. 18, pp. 111-121
17. **Y. Li, C. K. Liang, C. W. Slemenda, R. Ji, S. Sun, J. Cao, C. L. Emsley, F. Ma, Y. Wu, P. Ying, Y. Zhang, S. Gao, W. Zhang, B. P. Katz, S. Niu, S. Cao e C. C. Johnston,** J.Bone Miner. Res., 2001, 16, 932-939.
18. **M. A. R. Buzalaf, R. Fukushima, J. M. Granjeiro e J. A. Cury,** Fluoride, 2002, 35, 185-192.
19. **Rodriguez, Carlos & Alvarez-Rodriguez, Esperanza & Fernandez-Marcos, Maria.** (2001). Comparação de métodos de extração de fluoreto de solos florestais e cultivados nas proximidades de uma fundição de alumínio na Galiza (Noroeste de Espanha). Comunicações em Ciência do Solo e Análise de Plantas. 32. 2503-2517. 10.1081/CSS-120000387.
20. **Rosin-Grget, Kata** (2013). Os mecanismos cariostáticos do flúor. Ata Medica Academica, 42(2), 179-188.
21. **Bibby BG, Wilkins E, Witol E.** A preliminary study of the effects of fluoride lozenges and pills on dental caries. Oral Surg Oral Med Oral Pathol. 1955;8(2):213-6.
22. **Ogaard B, Rolla G, Dijkman T, Ruben J, Arends J.** Effect of fluoride mouthrinsing on caries lesion development in shark enamel: an in situ caries model study. Scand J Dent Res. 1991;99(5):372-7.
23. **Crommelin DJ, Higuchi WI, Fox JL, Spooner PJ, Katdare AV.** Comportamento da taxa de dissolução de misturas de hidroxiapatita e fluorapatita. Caries Res. 1983;17(4):289-96.
24. **ten Cate JM, Duijsters PP.** Influência do flúor em solução na desmineralização dentária. II. Dados microradiográficos. Caries Res. 1983;17(6):513- 9.
25. **Brown WE, Gregory TM, Chow LC.** Effects of fluoride on enamel solubility and cariostasis (Efeitos do flúor na solubilidade do esmalte e na cariostase). Caries Res. 1977;11(Suppl 1):118-41.
26. **Lynch RJ, Navada R, Walia R.** Low-levels of fluoride in plaque and saliva and their effects on the demineralisation and remineralisation of enamel; role of

fluoride toothpastes. Int Dent J. 2004;54(5Suppl 1):304-9.

27. **Friedman M.** Fluoride prolonged release preparations for topical use (Preparações de libertação prolongada de flúor para uso tópico). Journal of Dental Research. 1980 Aug;59(8):1392-7.

28. **Harary e Friedman.** Sistemas de distribuição eficazes para a libertação prolongada de flúor: revisão da literatura. The Journal of the American Dental Association. 1986 Sep 1;113(3):431-6.

29. **Roald J. Shern; Dale B. Mirth; Claes-Goran Emilson; Donna D. Adderly; William H. Bowen** (1987). Avaliação de um sistema intra-oral de libertação controlada de flúor em primatas, 15(3), 113 - 116.

30. **Mirth, Dale B.; Shern, Roald J.; Emilson, Claes G.; Adderly, Donna D.; Li, Shou-Hua; Gomez, Irma M.; Bowen, William H.** (1982). Avaliação Clínica de um Dispositivo Intraoral para a Libertação Controlada de Flúor. The Journal of the American Dental Association, 105(5), 791-797.

31. **W. Guissouma, O. Hakami, A. J. A. Rajab e J. Tarhouni,** Chemosphere, 2017, 177, 102-108.

32. **W. Guissouma, O. Hakami, A. J. A. Rajab e J. Tarhouni,** Chemosphere, 2017, 177, 102-108.

33. **P. P. Singh, M. K. Barjatiya, S. Dhing, R. Bhatnagar, S. Kothari e V. Dhar,** Urol. Res., 2001, 29, 238-244.

34. **P. Grandjean, M. Horder e Y. Thomassen,** J. Occup. Med., 1990, 32, 58-63.

35. **P. O. Jarnberg, J. Ekstrand e L. Irestedt**, Anesthesiology, 1981, 54, 48-52.

36. **M. Chikuma, Y. Okabayashi, T. Nakagawa, A. Inoue e H. Tanaka,** Chem. Pharm. Bull, 1987, 35, 3734-3739.

37. **M. Chikuma e M. Nishimura,** React. Polym., 1990, 13, 131-138.

38. **L. N. Ho, T. Ishihara, S. Ueshima, H. Nishiguchi e Y. Takita,** J. Colloid Interface Sci., 2004, 272, 399-403.

39. **S. Meenakshi e N. Viswanathan,** J. Colloid Interface Sci.2007, 308, 438-450.

40. **A. Bhatnagar, E. Kumar e M. Sillanpaa,** Chem. Eng. J.2011, 171, 811-840.

41. **W. G. Nawlakhe e R. Paramasivam,** Curr. Sci., 1993, 65, 743-748.

42. **M. Y. A. Mollah, R. Schennach, J. R. Parga e D. L. Cocke,** J. Perigo. Mater., 2001, 84, 29-41.

43. **D. Ghosh, C. R. Medhi e M. K. Purkait,** Chemosphere 2008, 73, 1393-1400.

44. **S. Vasudevan, B. S. Kannan, J. Lakshmi, S. Mohanraj e G.**

Sozhan, J. Chem. Technol. Biotechnol., 2011, 86, 428-436.
45. **A. Goswami e M. K. Purkait,** Chem. Eng. Res. Des., 2012, 90, 23162324.
46. **H. Farrah, J. Slavek e W. F. Pickering,** Aust. J. Soil Res., 1987, 25, 55-69.
47. **S. S. Tripathy, J. L. Bersillon e K. Gopal,** Sep. Purif. Technol., 2006, 50, 310-317.
48. S. **M. Maliyekkal, S. Shukla, L. Philip e I. M. Nambi,** Chem. Eng. J., 2008, 140, 183-192.
49. **N. Gandhi, D. Sirisha e K. B. Chandra Shekar**, World J. Pharm. Pharm. Sci., 2013, 2, 3897-3914.
50. **S. Gogoi e R. K. Dutta**, J. Environ. Chem. Eng., 2016, 4, 1040-1049.
51. **A. Jayarathne, R. Weerasooriya e R. Chandrajith**, Environ. Earth Sci., 2015, 73, 8369-8377.
52. **S. S. Waghmare e T. Aron,** Int. J. Eng. Sci. Res. Technol. 2015, 4, 519-536.
53. **E. Kumar, A. Bhatnagar, M. Ji, W. Jung, S. H. Lee, S. J. Kim, G. Lee, H. Song, J. Y. Choi, J. S. Yang e B. H. Jeon,** Water Res., 2009, 43, 490-498.
54. **D. Tang e G. Zhang,** Chem. Eng. J., 2016, 283, 721-729.
55. **Z. Hussain, L. Daosheng e K. Jianxiong,** RSC Adv., 2015, 5, 43906.
56. **M. Karthikeyan e K. P. Elango,** Indian J. Chem. Technol., 2008, 15, 525-532.
57. S. **Joshi, M. Adhikari e R. R. Pradhananga**, J. Nepal Chem. Soc., 2012, 30, 13-23.
58. **M. Said e R. L. Machunda**, Int. J. Sci. Res., 2014, 3, 2327-2331.
59. **K. H. Peter,** J. Eng. Appl. Sci., 2009, 4, 240-246.
60. **A. D. Atasoy e M. O. Sahin,** Clean: Soil, Air, Water, 2014, 42, 415420.
61. **K. Singh, D. H. Lataye e K. L. Wasewar**, J. Hazard, Toxic Radioact. Waste, 2015, 20, 04015024.
62. **P. K. Pandey, M. Pandey e R. Sharma,** J. Environ. Prot., 2012, 3, 610-616.
63. **S. Bibi, A. Farooqi, K. Hussain e N. Haider,** J. Cleaner Prod., 2015, 87, 882-896.
64. **S. Kagne, S. Jagtap, P. Dhawade, S. P. Kamble, S. Devotta e S. S. Rayalu,** J. Hazard. Mater., 2008, 154, 88-95.
65. **M. Islam e R. Patel,** Chem. Eng. J., 2011, 169, 68-77.
66. **E. Kumar, A. Bhatnagar, U. Kumar e M. Sillanpaa, J.** Hazard. Mater., 2011, 186, 1042-1049.
67. **S. Mukherjee, M. Mondal, S. Banerjee e G. Halder,** Process Saf. Environ. Prot., 2017, 107, 334-345.
68. **R. Agarwal e S. S. Chauhan,** Int. J. Multidiscip. Res. Dev., 2015, 2, 16-21.
69. **K. Chaudhary e S. Khan,** J. Plant Biol. Soil Health, 2016, 3,8.

70. **AJ. Kapenja, L. C. Msigala e H. T. Mwakabona, Afr. J. Environ.** Sci. Technol., 2017, 11, 207-212.

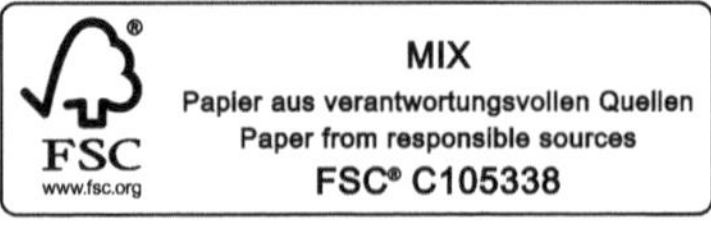

Printed by Books on Demand GmbH, Norderstedt / Germany